JN083758

パンデミックvs.江戸幕府

鈴木浩三

日経プレミアシリーズ

プロローグ

「現在、○○が流行し、低所得の人々の生活が困難になっているので、救済措置を講じることとなった。零細な商売人や日当で暮らす労働者など、その日に稼いだ収入で家族を養っている者のうち、4歳以上を対象とする。世帯内に患者が居るか否かにかかわらず、単身者1人に△△、2人暮らし以上の世帯の者1人に□□をそれぞれ給付する」「少しの遅滞もなく対象者の調査と申請手続きを進め、早急に給付が（対象者に）行き渡るようにすること」

これは現代の話ではない。

今から200年以上前の享和2年（1802）3月、インフルエンザが大流行していた江戸での出来事である。これに対して江戸幕府は、南北の町奉行と勘定奉行の発案をもとに、江戸の生活困窮者たちに緊急かつ臨時の措置として、定額の「御救《おすくい》銭」の給付を決めた。

江戸時代版の〝特別定額給付金〟であった。

冒頭の一文は、この支給を命じる触書（当時の法令ないし通達）からポイントを抜き出して、意訳も含めて現代文にしたものである。

種明かしをすると、「〇〇」は「風邪」、△△は銭300文、□□は銭250文。インフルエンザは「風邪」と呼ばれていた。当時の通貨である銭とその単位をはじめ、現代の低所得者に相当する「其日稼《そのひかせぎ》」「諸職人」のほか、将軍の「御憐愍之御趣意《ごれんみんのごしゅい》」など、当時特有の用語を省略したり、現代の用語に置き換えてみた。それだけで、現代にタイムスリップしたかのような錯覚を覚える方も多いだろう。

この時、町奉行所は町方の人口50万人の半分の25万人を其日稼の境遇にあると見込み、彼らを対象に、単身者には1人あたり銭300文、2人以上の世帯には1人あたり銭250文を給付したのであった。最終的には予想を上回る28万人以上になっている。

其日稼と呼ばれた行商人や日雇いの職人たちがインフルエンザに罹れば、当然稼ぎに出られない。本人は無事でも家族が罹っていれば看病のために仕事を休まざるを得ない。〝自転車操業〟よろしく日銭を生活費に充てていた彼らの生活はたちまち行き詰まった。

御救銭の目的は、生活難に陥った其日稼の人々が、打壊しなどの社会的混乱を引き起こすことを防止することにあった。それだけではなく、民を生かすための窮民救済に努めることは、将軍による統治の正当性を、具現化するものだと認識されていた。

詳しくは本文をご覧いただきたいが、この本では、インフルエンザをはじめ、天然痘や麻疹《はしか》、コレラの大流行に対する江戸幕府の対応、とりわけ、人々の生活再建と経済の復興に力が注がれ、現在の福祉施策や経済政策に相当する取り組みが、組織的かつ大規模に展開されていたことに焦点を当てる。時代を経るほどに、それらの「パンデミックvs.江戸幕府」が進化し、定型化するまでになっていく様子も描く。また、ここでは、単に江戸時代の出来事を並べるだけでなく、それらが展開されるに至った理由やプロセスについても掘り下げていきたい。

江戸時代は、今から想像する以上に、次から次へと感染症が流行した時代であった。天然痘と麻疹は、江戸初期からたびたび流行している。感染症の世界的流行＝パンデミックも江戸を襲っている。町方人口に武士を加えると〝百万都市〟となっていた江戸では、人口が集中しているだけに感染も大規模かつ深刻になりがちであった。

というと、真っ先に思い浮かべるのは幕末の安政5年のコレラの大流行であろう。しかし、18世紀の半ば頃からインフルエンザのパンデミックが江戸に到達し始めている。19世紀になると、江戸でのインフルエンザの大流行の多くが、世界のパンデミックと時系列的に重なっている。

当時の感染症で、幕府の組織的対応の中心となっていたものは、天然痘、麻疹、水痘、インフルエンザ、コレラであった。このうち、最も対象者が多く、社会あるいは経済全体を俯瞰して、多様な政策が組み合わされていたのが、インフルエンザ対策であった。

冒頭で紹介した江戸時代版の〝特別定額給付金〟のように、今日の新型コロナウイルス対策と見紛うような動きもあった。治療薬や生活必需品の高騰防止といった流通対策なども行われていた。

とはいえ、感染症だけではなく、江戸は地震、火災、風水害、飢饉などの災害に襲われ続けてきた。今回は「パンデミックvs.江戸幕府」に話題を絞るが、実は、幕府の感染症流行への対策の進化は、約260年間にわたって積み重ねられた、ありとあらゆる災害に対する危機対応の延長上にあった。

たとえば、感染症対策と底流ではつながっていた飢饉や物価高への対策では、都市の困窮者の生活を維持する見地から、今日の公共工事にあたる取り組みをはじめとする経済対策、さらには〝ＧｏＴｏキャンペーン〟にも似た物見遊山の奨励まであった。

以上を踏まえた上で、この本では、幕府による多くの感染症への対応のうち、最も実績が多く、大々的に行われたインフルエンザの流行対策に力点を置くことにする。

現在、新型コロナウイルスへの対応で、世界中の国や自治体、企業を含むあらゆる人々が知恵と汗を絞っている。2020年初冬の時点で、日本でも感染拡大が急速に進む兆しが現れており、予断を許さない状況が続いている。

感染予防はもちろん、社会の機能や経済を回していく工夫が今後のカギとなっている。早く立ち直らないと、日本が国際競争から落ちこぼれるだけではなく、日本の人々の生活そのものが成り立たなくなる恐れさえある。逆に、立ち直りが早いほど、競争を有利に運ぶことのできるチャンスが訪れる希望もある。

こうしたときに、江戸時代の〝パンデミック対策〟、特に福祉面や経済面での取り組みを振り返り、そこに、将来への視点を求めていくことは意味があるだろう。しかも、この本で大きなスペースを割いて描くインフルエンザは、幕府が組織的に対応した感染症のなかで、世界中を大混乱に陥らせている新型コロナウイルスと最も似た感染の形態といえる。

江戸時代のことを語りながら、人類が初めて経験している新型コロナウイルスの出現した社会について、〝ウィズコロナ〟や〝ポストコロナ〟の時代における人々の生活再建や経済の立て直しを中心に、未来に向けて想いを馳せることも許されるだろう。

目次

第3章　パンデミックと救済のシステム……米や銭の給付はスピード勝負

第　1　章

押し寄せる感染症……
江戸の歴史は
「感染症の歴史」

1　流行は5年に1回……天然痘・麻疹・インフルエンザ

江戸幕府のパンデミック対策の柱は経済と福祉

江戸では、さまざまな疫病が、数年に一度の割合で流行していた。天然痘（疱瘡、疱瘡）や麻疹《はしか》、当時は「風邪」と呼ばれたインフルエンザなどの疫禍がたびたび発生し、幕末になるとコレラのパンデミックにも襲われた。

以下、この本では原則として、痘瘡や疱瘡を天然痘、風邪をインフルエンザと呼ぶとともに、パンデミックを世界的な感染症の流行、ないし、それに準じた大流行として扱う。

パンデミックはコレラに限らなかった。インフルエンザの世界的な大流行が江戸まで波及することも稀ではなかったからである。病態変化が激しく生命にも直結する天然痘や麻疹、多数の人々が一斉に感染するインフルエンザといった短期間のうちに劇的な経過をたどる感染症のほかにも、緩やかで長期間にわたる病態の変化を通じて人を蝕む結核や梅毒なども多かった。江戸時代は感染症の時代であった。

幕府も感染症に対しては、さまざまな対策を講じていた。そのための法令も数多く発せられている。『御触書寛保集成』をはじめとする宝暦、天明、天保などの『御触書集成』には、天然痘、麻疹、水痘、風邪に関する数々の法令を見ることができる。江戸の市中向けの対策に関しても、町触などにも多くの記録が残されている。幕府の公式記録である『徳川実紀』にも、これらの感染症への対応が随所に記されている。

こうした法令や公的記録の傾向は、幕府がこれら4つの感染症への対策を重視し、さまざまな対応を重ねてきたという実績を示すだけではない。幕府が対応しなければならないほど、これらの感染症が、幕府自身や社会へ与えるダメージが大きい〝怖い感染症〟だったことを物語っている。コレラに対しても、幕府は取りうる限りの対応をしており、町触などにも、その様子が詳細に記されている。もっとも水痘は、法令上は天然痘、麻疹とともに扱われたが、二者よりは深刻度が低いことを反映して、実際の扱いは小さかった。

こうしてみると、幕府が認識していた「主要感染症」は、天然痘、麻疹、風邪に幕末のコレラを加えた4つの感染症だったといえるだろう。

ところで、東京市が明治末期から大正期にかけて編纂した『東京市史稿　変災篇第三』の「四章　疫癘史」には、幕府の公的な記録も含め、江戸で発生した疫病に関する基礎的な史料が掲載されている。そのうち、江戸時代の分は96件で、多い順に、風邪（インフルエンザ）27件、天然痘（疱瘡）19件、麻疹14件、コレラ4件などとなっている。徳川家康が江戸に幕府を開いた慶長8年（1603）から、徳川慶喜が大政奉還し将軍を辞した慶應3年（1867）までの264年を江戸時代とすれば、4つの「主要感染症」だけで3分の2の64回、4・1年に1回発生していた計算になる。この中で、風邪（インフルエンザ）、天然痘、麻疹、コレラだけで3分の2を占めているということは、これら4つの感染症が、法令を含む幕府の公文書類で扱われた頻度が高いことを反映している。なお、東京都は、昭和18年に東京市と東京府が合併して成立している。

一方、江戸と近郊を記述の対象とした斎藤月岑《げっしん》の『武江年表』には、大小53回の疫病（感染症）の流行が記録されている。なお、斎藤月岑と『武江年表』については、のちほど詳しく述べる。『東京市史稿』では『武江年表』も引用しているのでダブりもあるが、江戸では5年に1回の割合で感染症が流行った計算である。多い順に、風邪やそれに類するものが21

回、麻疹13回、天然痘6回、コレラ4回（安政2年にもコレラとの記載があるが、これは除く）などとなっており、「主要感染症」は44回、6年に1回の割合となっている。

そこで本書では、天然痘、麻疹、風邪、コレラのパンデミックに対して「江戸幕府がどのように立ち向かっていたのか？」について、具体的に紹介していく。

医学的な対応に分類できるものは多くはないが、将軍の継嗣《けいし》（以下、「お世継」という。）への感染防止の徹底については組織的かつ継続的に実施されている。また、幕府の組織が機能を失わずに事業を継続させるための緊急対応も、時の経過とともにマニュアル化されていった。さらに、感染症の大流行によって生活難に陥る江戸の人々の救済も組織的に展開されていた。患者やその家族も対象になっており、それらは、現在の〝特別定額給付金〟の支給などの、さまざまな福祉政策に相当するものだった。

同時に、流通対策や経済対策なども積極的に展開していた。感染症が蔓延しても人々の生活を成り立たせ、持続させるためである。その実現に向けて、経済を活性化させ、金融を円滑にし、社会全体の活力アップにつなげる政策も動員されていた。こうした現代と同じような発想に基づいた取り組みさえ日常的であった。

恐れられた天然痘と麻疹

江戸幕府が最も恐れた感染症は、天然痘と麻疹だった。いずれも一生に一度だけ罹る感染症である。天然痘は種痘の普及などもあって、1980年にWHOが撲滅宣言を出している唯一の感染症になっているが、江戸時代以前では大変恐れられた病気だった。天平7年（735）には「天下豌豆瘡ヲ患ヒテ多ク夭死シ」（続日本紀）、天平9年（737）には「疫瘡大ニ発シテ、天下百姓相継テ疫死シ」（続日本紀）などとなっており、流行地ははっきりしないが、日本にはこの時期に大陸から伝わったとみられている。

江戸時代になると、慶長12年（1607）に流行の記録があり、江戸に人質として差し出されていた加藤清正の嫡子・忠正（9歳）が天然痘で死亡している。なお、諸大名からの人質を江戸に住まわせることは、その後、寛永12年（1635）の武家諸法度の改正により、大名の正夫人と嫡子の江戸在住の義務化を含む参勤交代の制度に発展している。

さらに、寛永8年（1631）にも江戸で流行があり、大名の江戸屋敷でも上杉家や細川家の姫君に感染者が出ている。承応3年（1654）から翌年にかけても江戸で天然痘が流行した。この時も、大名の江戸屋敷で若君や姫君の感染者が相次いでいる。

天然痘の感染力は非常に強力だから、免疫を備えていない限り、身分に関係なく感染した。また、それだからこそ、記録として、幕府をはじめ関係の大名家に残されていたともいえる。武家の跡取りが、天然痘に罹る可能性から逃れられなかったことは、武家社会では最大級の脅威と受け取られたのは当然だった。

一方、現在の麻疹は、ワクチンもあって子供の感染症というイメージが定着している。しかし、ワクチン接種に消極的な人々もあって日本では撲滅には至っていない。現在も、生命にかかわるだけでなく、重度の後遺症にもつながる病気であることに変わりはない。

江戸時代の麻疹は、現在よりも、はるかに重い症状と深刻な後遺症を残す恐ろしい感染症だった。江戸時代を通じて麻疹は20～30年ごとに流行したため、免疫を持っていない大人が重症化することが多かったからである。当時の諺では「疱瘡は美目定め、麻疹は命定め」といわれたほどだった。

文久2年（1862）に書かれた『麻瘡養生集』では、江戸時代になってからの流行として慶安3年（1650）、元禄3年（1690）、享保15年（1730）、宝暦3年（1753）、安永5年（1776）、享和3年（1803）、文政7年（1824）、天保7年（1836）、文久2年（1862）に流行したとなっている。

『麻瘡養生集』とは若干異なるが、『武江年表』には、江戸を中心とした流行について、元和2年（1616）、慶安2年（1649）、元禄4年（1691）、宝永5年（1708）、享保15年（1730）、宝暦3年（1753）、安永5年（1776）、享和3年（1803）、文政7年（1824）、天保7年（1836）、万延元年（1860）、文久2年（1862）に記載がある。なかでも享和3年の流行については、「四月より六月に至り、麻疹流行。人多く死す」となっている。

とはいえ、享和3年の流行よりも、実は、宝永5年から翌年にかけての流行の方が深刻だった。64歳になったばかりの5代将軍・徳川綱吉が麻疹で没したのをはじめ、身分に関係なく多くの死者が出た。新井白石の『折たく柴の記』でも、成人にも死者が多かったことや、端午の節句では菖蒲旗が激減したことが記されている。菖蒲旗とは現代の鯉のぼりに相当するものである。それほど子供が麻疹で死んでいたのであった。

2　江戸のインフルエンザ

江戸の「風邪」とCOVID－19

当時の表現でいう「風邪」も、江戸時代の後半以降、とりわけ19世紀にはいると、大流行を繰り返すようになった。社会活動が停滞することも珍しくはなく、政治・行政の中枢部だった江戸城も例外ではなかった。

この感染症は、単なる「風邪」ではなく、その多くはインフルエンザだったとみられる。しかも、海外の大流行が日本に伝染し、それが江戸に伝わったと判断できるケースが多い。それゆえこの本では、当時、「風邪」と呼ばれていた感染症をインフルエンザとして扱う。

また、呼吸器系の感染症であること、数日から十数日で症状が進行する点、さらには感染力が強いという特徴などからすれば、現在の新型コロナウイルスによる感染症（COVID－19）と、多くの共通点を持っている。病原体はもちろん医学的な対応も異なるとはいえ、江戸におけるインフルエンザ流行は、新型コロナウイルスによって世界中に混乱が広がっている現状と〝二重写し〟になっているといえるだろう。その意味で、インフルエンザを中心とした江戸時代のパンデミック対策を振り返ってみる価値は十分にある。

というのは、幕末のコレラの流行は開国後のことだったが、世界的なパンデミックが江戸での大流行につながったとみられるインフルエンザは、江戸時代の中期以降から観察することができる。長崎貿易を通じて感染が国内に拡がるパターンが多かったのである。その意味では〝鎖国〟もパンデミックには太刀打ちできなかったのであった。

しかも、幕府による「其日稼《そのひかせぎ》」といわれた窮民の救済の実績をみる限り、麻疹よりもインフルエンザの大流行に見舞われたときの方が大規模であった。

天然痘や麻疹は一度感染すれば免疫ができる。江戸時代の麻疹の流行は20年から30年なので、免疫を持たない成年者も多かったが、それより上の世代は免疫を持っていたはずだった。しかし、インフルエンザの大流行は、そのときどきの「新型」ウイルスの作用による可能性が高いので、ひとたび「新型インフルエンザ」が流行すれば、すべての人々が感染のリスクにさらされる。天然痘や麻疹は重篤な結果になりやすいが、インフルエンザの方が「広く薄く」社会に蔓延する確率は高くなることもあるだろう。

となれば、社会活動や経済活動がマヒする程度も、インフルエンザの流行では、より高くなる。４つの「主要感染症」の中で、インフルエンザの流行に際しての救済事業が大規模かつ回数も多かったのは、そうした背景も関係していたといえる。

疫病・火事・地震の記録者

当時のインフルエンザは、幕府の公的な記録のほか、多くの随筆や日記類に残されている。そこでこの本では、『御触書集成』に掲載されている法令や政策、江戸の町触のほか、随筆類としては斎藤月岑（幸成）の『武江年表』を主な材料としながら話を進めていく。

月岑は、祖父・長秋《ちょうしゅう》（幸雄《ゆきお》）と父・莞斎《かんさい》（幸孝《ゆきたか》）から引き継いだ『江戸名所図会』の執筆を完結させたことや、父親の跡を継いで神田雉《きじ》町の名主を15歳から務めたことで知られている。神田雉町は、徳川家康の江戸入府の頃から存在した町で、そうした町の名主は草創《くさわけ》名主と呼ばれた。斎藤家は草創名主の家柄で、月岑は9代目にあたる。

『武江年表』は正編8巻（家康の江戸入府の天正18年〔１５９０〕8月1日から嘉永元年

〔１８４８〕）、続編4巻（嘉永2年から明治6年〔１８７３〕）からなっている。このうち、正編の刊行は、嘉永2年から翌年にかけてであった。

巻頭の提要では「此編に載る所は、中人《ちゅうじん》以下の耳目に触るところにして、地理の沿革《えんかく》、或は坊間《まちや》の風俗、事物《じぶつ》の権輿《はじめ》に至るまで、獲《う》るに随《したがひ》て誌《しる》す。素《もと》より公辺の御事は伺《うかが》ひ知るべきにあらず。たま〳〵伝聞せる事も、憚《はばかり》多ければこゝに漏《もら》せり」と始まり、墨客・技芸の師・有名人の没年月、江戸の事跡・名所等に関する新刊書の紹介を行うとしている。

こうした執筆方針ゆえに、宝永6年に5代将軍・綱吉が麻疹で没したことは記していない。この方針からすれば綱吉の病死は記載の対象外となっていたのだろう。しかし、江戸市中や近郊の神社仏閣の祭礼、縁日、開帳については詳細に述べるとともに、旧跡や四季の花の名所なども細かく扱っている。

しかも、「江戸の華」といわれた火災や地震・台風などの天災、飢饉についての記述も豊富かつ詳細であり、天然痘や麻疹、風邪などの感染症の流行も記述しており、第3章と第4章で扱うパンデミックに際しての救済事業に関しても記録している。

とはいえ月岑は、文化元年（１８０４）生まれで、明治11年（１８７８）に没しているので、生前の事物に関しては、他の地誌類や古文書などを参照したはずである。提要にも「時《じ》世《せい》の風俗を知らんとならば、『慶長見聞《けんもん》集』『落穂集《おちぼしふ》』『事跡合考』よりして、『昔々物語』『塵《ちり》塚談《つかだん》』『譚海《たんかい》』『一話一言』『我衣』『賤《しづ》の緒環《をだまき》』『後は昔物語』『嬉遊笑覧《きいうしやうらん》』『蜘蛛《くも》の糸巻』『骨《こつ》董《とう》集』等の冊子あり」と、当時も定評のあった参考文献が掲載されている。

しかも、第3章で述べるように、名主は江戸の町役人のなかで中核的な役割を担っていただけでなく、パンデミックや飢饉に際して、江戸の其日稼を対象にした「御救《おすくい》」、すなわち、窮民を対象とした銭や米の給付の実務においても重責を負っていた。月岑は草創名主という立場だったから、江戸市中、少なくとも神田雉町における感染症の流行状態や、過去の事実については、職務上も接する立場であったし、むしろ、良く知っていなければ仕事にならない状況だったと想像できる。また、月岑の名主就任が文化15年（1818）で幕末まで務めていることからすれば、多くの流行において、当事者の一人として業務にあたっていたはずであった。

しかも、江戸時代の行政活動については、江戸市中の都市行政も含めて、先例が重視されていたこともあって文書主義が貫かれていた。名主の9代目ともなれば、火事で焼失さえしていなければ、相当な量の公文書類が月岑に引き継がれていた可能性もある。その意味で、幕府の公文書類とともに、災害や感染症の流行に関する月岑の記述の信頼性は一定以上の水準にあるといってもよいだろう。

世界的流行と日本

月岑が『武江年表』に記した「風邪」および「風邪」に類する疾病と判断できるものと、世界の流行を並べたものが「江戸と世界のインフルエンザ流行」(図表1―1)である。

この表における世界の流行は、明治23年6月25日付の『中外医事新報』に掲載された「流行性感冒ノ異名及流行」によるものと、『インフルエンザ大流行の謎』(根路銘国昭)に掲載された「世界と日本における推定および確認されたインフルエンザ流行」(以下、「世界と日本の流行」という。)の表から、江戸時代に相当する期間のものを引用したものである。

この表をみると、『武江年表』では、家康の江戸入府から享保18年(1733)の「疫癘《えきれい》」まで、「風邪」の標記がないことが目を引く。この疫癘は、後述のように、インフルエンザの大流行とみられる。なお、宝永4年(1707)の「咳嗽《がいそう》」(咳が出る疾病)は、「11月20

日より富士山噴火」とあるので、火山灰の降灰による影響だといえるだろう。

一方、『中外医事新報』では、享保18年（１７３３）の江戸での流行と重なる形で１７２７年から33年にかけて海外での流行があったとされている。「世界と日本の流行」では、17世紀を通じて世界では「５～８回の流行記録」とあるほか、日本での流行として元禄６年（１６９３）と享保元年（１７１６）が挙げられているが、これらについては、はっきりした対応関係とはいえないだろう。そして、１７２９年から33年にかけてヨーロッパ、北米、ロシアでパンデミックが起こっており、日本でも享保15年の流行とともに、享保18年にはパンデミック級の流行が記されている。

こうしてみると、享保18年の江戸での流行は、時系列的にみても、海外のパンデミックの影響が示唆される最初のケースである可能性が高い。

そして、これ以降、18世紀末から19世紀を通じて、世界の流行が日本に伝播したとみられるケースが増加する傾向にある。この本で取り上げる江戸でのインフルエンザ流行は、明和６年（１７６９）、天明元年（１７８１）、寛政７年（１７９５）、享和２年（１８０２）、文政４年（１８２１）、文政７年（１８２４）、天保３年（１８３２）などであるが、このう

『中外医事新報』	『インフルエンザ大流行の謎』（根路銘国昭）			
	世界の流行		日本の流行	
1597				
	1600～99年 5～8回の流行記録	?		
			元禄6年（1693）	++
			享保元年（1716）	++
1727				
	1729　ヨーロッパ、北米、ロシア	+++		
1730			享保15年（1730）	++
1732				
1733	1733		享保18年（1733）	+++
1742				
1743				
	1761　ヨーロッパ、北米	+		
1762	1762			
			明和6年（1769）	+++
1775				
			安永5年（1776）	+
	1781　ヨーロッパ、北米	+++		
1782	1782　ロシア、インド、中国			
			天明4年（1784）	++
	1788　ヨーロッパ、北米	+		
	1790　ロシア、インド、中国			
	1799　ヨーロッパ、中国	++		

図表1-1　江戸と世界のインフルエンザ流行

西暦	元号	武江年表	江戸城内の主な対応	江戸市中の救済
1590	天正18年			
1600	慶長5年			
1700	元禄13年			
1707	宝永4年	咳嗽、11月20日より富士山噴火。		
1733	享保18年	7月上旬より疫癘天下に行はる。	老中の事務取扱	（御救普請）
1744	延享元年	夏より冬まで、諸国風邪流行。		
1747	延享4年	10月上旬より、諸国風邪流行。		
1769	明和6年	10月、風邪流行（貴賤煩はざるはなし）。	長髪、供廻の減員許可	
1776	安永5年	2月、風邪流行。		
1781	天明元年	11月、風邪流行。信濃風と唱え、又、谷風ともいふ。		
1795	寛政7年	3月、江戸風邪流行。	長髪、供廻の減員許可	
1800	寛政12年			

『中外医事新報』	『インフルエンザ大流行の謎』（根路銘国昭）			
	世界の流行		日本の流行	
	1802　ロシア、ブラジル		享和2年（1802）	++
1803				
			文化5年（1808）	+
			文政4年（1821）	+++
			文政10年（1827）	++
1830	1830　ヨーロッパ、北米	+++		
			天保3年（1832）	++
1833	1833　ロシア、インド、中国			
1836				
1837				
	1847　ヨーロッパ、北米	++		
	1848　ロシア			
			安政元年（1854）	++
	1857　ヨーロッパ、北米	+		
	1858　南米			
			慶應3年（1867）	+

西暦	元号	武江年表	江戸城内の主な対応	江戸市中の救済	
1802	享和2年	2月より4月に至り、風邪流行。賤民へ御救米銭を下し給ふ（俗にお七風と云）。	長髪、供廻の減員許可	御救(臨時)	
1808	文化5年	8月下旬より9月下旬にかけ、江戸及び近国に風邪大流行（ねんころ風）。			
1811	文化8年	4月初旬より風邪流行。			
1821	文政4年	2月中旬より風邪流行。賤民へ御救米銭を賜はる(ダンボ風)。	長髪、供廻の減員許可	御救(臨時)	
1824	文政7年	春より、麻疹流行、夏秋に至る。引続風邪行る。	長髪、供廻の減員許可		
1832	天保3年	冬、風邪流行。賤民へ御救米銭を給はる。	長髪、供廻の減員許可	御救(臨時)	
1835	天保6年	10月、江戸風邪流行す。			
1850	嘉永3年	12月末、風邪流行。春に至る。			
1852	嘉永4年	米価、去年より貴く、幷風邪流行す。町会所に於て、市中貧困のものへ御救米賑給あり。		御救(臨時)	
1854	安政元年	秋、傷寒・風邪等の病人多し。			
1857	安政4年	2月、風邪を病むもの多し。	長髪、供廻の減員許可		
1860	万延元年	閏3月、麻疹流行。春、風邪行る。			
1867	慶應3年	6月初旬、風邪・熱病行はる。			

資料：斎藤月岑『定本　武江年表　上・中・下』（今井金吾校訂）、ちくま学芸文庫、2003～2004年。
「流行性感冒ノ異名及流行」『中外医事新報』、1890年6月25日、通巻第246号、pp.653-654。
根路銘国昭『インフルエンザ大流行の謎』NHKブックス、2001年、p.6（表「世界と日本における推定および確認されたインフルエンザ流行」）。
＋：流行発生、＃：パンデミック（大流行）か、卌：パンデミックち、天明元年、享和2年、天保3年、嘉永3年（1850）安政4年（1857）、万延元年（1860）の「風邪」は、世界の流行と重なっている。つまり、後述の明和6年の長崎貿易を通じた〝インフルエンザ輸入〟をはじめ、それらは開国以前からのことであった。

第　2　章

感染症と幕府のBCP

1　お世継を守り、江戸城を動かすために

天然痘、麻疹《はしか》、インフルエンザの感染力は強力である。大流行になれば、ヒトの生命を脅かすだけでなく、社会や経済にも大きな打撃を与える。

江戸時代の日本を支配していたのは徳川将軍家であり、支配のための組織が江戸幕府であったが、これらの感染症は、この両者にダメージを与え続けていた。支配者である将軍とその〝お世継〟は、武家政権である江戸幕府の中では最も重要な存在だったといえるが、自然人ゆえに感染リスクを持っていた。幕府の組織を動かす幕臣たちも、地位の高低にかかわらず感染症から無縁ではなく、幕臣の間で感染症が蔓延すれば、幕府の組織としての機能が低下した。

つまり、幕府の機能を維持するには、お世継を天然痘や麻疹に感染させないことと、インフルエンザの流行に際しての幕府組織の機能維持が必要となった。インフルエンザは、大人でも大勢が一度に罹患するから、江戸城を動かす人間がいなくなるからであった。

そこでこの章では、まず、幕府の機能を継続させるための取り組みについて、3代将軍・家光の時代から講じられるようになったお世継への感染防止対策について紹介する。次に、インフルエンザ流行時の幕府組織の危機管理について述べる。江戸時代の中期を過ぎると、登城行列の規模縮小や、不要不急の要員の〝帰宅〟、最低限の人員で業務を回す、江戸時代ならではの対応として、月代《さかやき》を剃らないで出仕してもよい、といった現在のＢＣＰ（事業継続計画）に相当するような対策も講じられている。

2　天然痘と麻疹からお世継を守れ！

お世継だけの感染予防

江戸時代の前半において、感染症のなかでも生死に直結し、急性で強い感染力を持っていたのが天然痘（当時の一般的な呼称は「疱瘡」「痘瘡」など）と麻疹だった。この2つの疾病に水痘を加えた3つの感染症に対して、江戸幕府は特に神経を使い、将軍のお世継への感染防止を徹底させていた。この3つに罹った幕臣や、近親者に患者の出た幕臣を、それぞれ一定の期間、「遠慮」という形で、お世継の側《そば》に出入りさせることを禁じていた。御目見《おめみえ》（拝謁）させないということである。つまり、感染者と、その濃厚接触者は、お世継に会わせないという形で、隔離されたのであった。

しかし実際は、そうした努力もむなしく、将軍のお世継の多くは天然痘や麻疹に罹っている。罹患すると、「御機嫌伺い」のために大名・旗本が献上品を持って見舞うことが法制化されていった。感染防止の必要がなくなると、手のひらを返したような扱いになったのである。一方で、幕臣や諸大名を感染から守るという発想はみられないのも特徴であった。

こうした扱いが、幕府の法令集である『御触書寛保集成』の「疱瘡麻疹水痘等之部」に最初に登場するのは、延宝8年（1680）11月の「疱瘡麻疹水痘遠慮之事」からである。

必死の取り組み……家綱・鶴松・徳松への感染予防

しかし、三代将軍・徳川家光の時代の正保2年（1645）4月、天然痘に罹った幕臣を、当時のお世継で、後に四代将軍となる数え5歳の家綱から遠ざける措置が取られている。

寛永18年（1641）8月生まれの家綱は、正保2年4月23日に元服し、従二位、権大納言に任官した。その御祝を言上するため、御目見以上の幕臣たちに、年始と八朔《はっさく》と同様の正装でこの日に江戸城に登城するよう命令が下された。この法令は『御触書寛保集成』の「臨時御祝儀等之部」に掲載されており、26日には長袴の出で立ちで登城し、御祝いの「太刀の目録」を「両上様」、すなわち将軍・家光と権大納言になったばかりの家綱に献上せよとの指示も含まれていた。

ただし、この法令には「疱瘡差合七十五日ヨリ内ハ廿三日之出仕可為無用、廿六日ハ公方様え計三千石以上の面々太刀目録にて御礼、大納言様えは七十五日過テ御祝儀可差出之事」という条項も記されていた。これは、天然痘に罹って75日を経ない者は4月23日の出仕に及ばず、26日には三千石以上の幕臣は太刀目録を将軍に献上するが、家綱には75日を過ぎてから御祝を差し出すように、という意味である。

「75日の隔離」の根拠はともかく、これは、まだ幼く天然痘に罹っていない家綱には、その期間を過ぎない者を近づけないための措置であった。それればかりか、病人が触れる可能性のある献上品にも規制がかけられていた。その一方で、寛永6年（1629）に天然痘を経験済みだった家光には御目見させるという、使い分けもされていた。

お世継ではないが、家光の五男・鶴松をめぐって、慶安元年（1648）正月、同様の対応が取られ、『御触書寛保集成』の「臨時御祝儀等之部」に記されている。これは、鶴松が誕生したので、大名・旗本たちに将軍と鶴松にお七夜祝の献上を命じる法令である。鶴松は家綱の異母弟で、お世継ではなかったが、この命令の中に「疱瘡麻疹子兄弟并近親類相煩面々、御祝儀不差上之、重て可献旨也」という文言が付けられていたのである。

それは、当時、寛永18年（1641）生まれで7歳の家綱への感染防止を念頭に置いていたためだろう。規定では、子・兄弟や近い親類が天然痘や麻疹に罹っている者は、お七夜祝の時には御祝を差し出さず、別途献上すべし、というものであった。なお、鶴松はこの年の7月に死亡している。

延宝8年（1680）11月になると、先ほど述べた「疱瘡麻疹水痘遠慮之事」が法令として発せられたが、それは〝次期将軍〟である徳川綱吉の、幼い後継ぎを念頭に置いた措置であった。この年の5月、館林徳川家の綱吉が、後継ぎのなかった家綱の継嗣《けいし》となった。それに伴って、延宝7年5月生まれの綱吉の長男・徳松（天和3年・1683没）が館林徳川家の家督を継ぎ、11月27日に神田にあった屋敷から江戸城西丸《にしのまる》に移ったのであった。

この「疱瘡麻疹水痘遠慮之事」の特徴は、初めて1つの法令の中で天然痘、麻疹、水痘それぞれについて、徳松への目通りの「遠慮期間」ないしは「隔離の期間」が定められた点である。対象は、「御側之面々計《ばかり》、外様之輩ハ御構之無」、つまり、徳松の側に仕える者のみで、他の者には規制はかけられていない。

天然痘の場合、病人は発疹してから35日を過ぎてから、病人を看病した者は、病人が後述の「三番湯」を済ませてから、病人が死亡した場合には看病した者の喪が明けてからの御目見がそれぞれ定められた。麻疹と水痘の扱いは同じで、病人と看病した者は三番湯が済んでから、看病した病人が死亡した場合には天然痘の例によるものとされた。

また、「常憲院殿御実紀巻二」（『徳川実紀』）の延宝8年11月28日の記事にも、同じ内容の「病人出仕之制」が記されている。日付は徳松が西丸に入った翌日にあたり、お世継への感染防止に真っ先に取り組んだことを物語っている。なお、天然痘に関しては、正保2年の扱いでは75日を過ぎない者は、幼い家綱への御目見はできなかったが、延宝8年になると35日に短縮されている。

ところが、年が改まった天和元年（1681）正月4日になると、「常憲院殿御実紀巻三」（『徳川実紀』）によれば「痘疹水痘者出仕之制」が発せられている。この措置は『御触書寛保集成』には掲載されていないが、お世継が住まう西丸に勤める者で、天然痘または麻疹に罹った者は75日を過ぎてから、水痘に罹った者は35日を過ぎてから出仕することとされている。同居の親戚に病人があるときには、いずれも三番湯を過ぎてから、同居であっても病人が別棟に居住している場合には「遠慮に及ばす」とも記されている。つまり、天然痘に罹った者の遠慮期間は、わずか1カ月で、35日から十数年前の正保2年の基準であった75日に戻されている。また、麻疹と水痘については、三番湯が過ぎてからだったものが35日というように、それぞれ厳格化された。綱吉の意向もあった可能性もあるが、約1カ月で規定を改めるほど、徳松の感染防止に非常に神経質になっていたのである。

酒湯の式

このように、遠慮期間の計算では「三番湯」が基準になっていたが、この「三番湯」は

「酒湯《ささゆ》の式」の一環であった。『江戸の流行り病』（鈴木則子）によれば、「酒湯の式とは、米のとぎ汁に酒少々を加えたものを沸かして行水し、疱瘡・麻疹・水痘（水疱瘡）の発疹の痂《かさぶた》を洗う儀式」「入浴せずに、形式的に湯をかけるだけで済ますことも行われた」「天皇から将軍、そして庶民に至るまで広く行われた習慣」というものである。

そして酒湯の式は、江戸城内では時代が下るほど儀式化が進み、将軍やお世継が天然痘や麻疹から回復した際には、諸大名や旗本が総出で祝うように定着していった。

なお、『広辞苑』（第一版）では「笹湯」として「疱瘡のいえた後、酒をまぜてつかわせた湯。また、それに浴すること。酒湯」となっている。『大辞林　第3版』（三省堂）では、「米のとぎ汁に酒《ささ》を加えるからとも、笹の葉を浸してふりかけるからともいう。小児の疱瘡が治ったときにふりかける湯」となっている。

酒湯は病態の回復に沿う形で、「酒湯」ないし「一番湯」「二番湯」「三番湯」の順で行われた。幕末の医学書『痘疹戒草』（池田正直）によれば、「酒湯ノ期順痘ヲ収テ是ヲイヘハ収靨《しゅうよう》ノ終十五日メヲ吉トス」と、酒湯の時期は痂《かさぶた》が落ちる頃の15日目が良いが、症状には軽重があるので、軽症の場合は10日から14・15日、重症だとさらに4・5日かかるとしている。そして、世俗で12日目と心得ているのは間違いだが、マジナイなので仕方ない旨が述べられている。そして、これが「痘神を送る」「一番湯」で、1日を置いて「二番湯」、さらに1日を置いて「三番湯」になるとしている。

『痘疹戒草』では、「一番湯」では、沸騰させた米のとぎ汁に酒をよく混ぜ、それに「紅木《べにも》綿《めん》」の手ぬぐいを浸して水気がないように絞り、患者の目、口、鼻などを蒸すように拭うというもので、1回に止めるとしている。紅木綿を用いるのは、当時、赤い色が麻疹に効能があると信じられていたからである。そして、「二番湯」では頭頂、額、両耳、胸から手まで、「三番湯」は頭から足先までと範囲が広がり、拭うのはそれぞれ1~2回としている。

感染予防規定の進化……幼い将軍のために

6代将軍・家宣の時代になると、お世継の鍋松への感染予防のため、宝永7年（1710）正月に新たな法令が改めて発せられた。天然痘と麻疹の規定はまとめられた一方で、水痘は別建てとなって、病気の深刻度によって色分けがされる形になった。規定の仕方が、より整理されたものとなっている。

そして、天然痘と麻疹に罹った者の「遠慮期間」は天和元年の扱いの通り75日であったが、水痘は三番湯が済んでから、つまり延享8年の規定に戻して緩めている。天然痘と麻疹の者を看病した者は病人が三番湯を済ませてから、水痘の者を看病した者は病人が一番湯を済ませてからとなった。

一方、「遠慮」をしなくてはならない対象者は異なっていた。「御側向并奥向其外御広敷向え相詰候面々」で、それまでの「西丸勤務の者」から、若君の御側のほか、奥向き（大奥）、御広敷向き（大奥の事務方）に拡大されたからである。この法令が発せられた時期は、前にも触れたように、前年（1709）正月に5代将軍・綱吉が麻疹のために64歳で没し、6代・家宣が5月に将軍宣下を受けた時代だった。同じ時期に麻疹にかかった家宣（当時は権大納言）は回復している。『武江年表』の宝永5年の記事では「冬より、麻疹流行」と簡単に記されているが、この時の大流行では、患者が多数に上っただけでなく、綱吉が象徴するように身分にかかわらず死者も多かった。

後述のように、家宣が麻疹に罹ると、感染予防の必要がなくなり、諸大名や旗本に対して御機嫌伺などに登城・御目見せよという指示（法令）が出されている。

家宣には5男1女があったが、いずれも病弱で、宝永7年の正月当時には、三男・大五郎（宝永5年生・宝永7年8月没）と四男で後の7代将軍・家継になる鍋松（宝永6年7月生・正徳6年・1716没）の2人の乳幼児が〝お世継候補〟として生存していた。

将軍になったばかりの家宣や周囲の幕臣にとって、お世継を守ることは最優先で取り組むべき課題であったはずである。しかし、この2人はまだ幼く、将軍の正式なお世継にはなっていなかったので、西丸には入らず、大奥で生活していた。そのため、側に仕える者のほか、大奥の関係者や、御広敷の勤務者まで、対象を広げなくてはならなかったのだろう。

このほか、3つの感染症に共通して、同じ屋敷内に患者があっても、生活の場が異なり、患者に一切接触していない者は、差し控えには及ばないことが明記された。また、3つの感染症に罹った者から若君への献上品は、三番湯以降なら可とされた。さらに、若君の担当医は、これらの感染症の患者のところに行ってはならないという規定も盛り込まれていた。

このように家宣の男子への感染防止対策には万全が期されたが、三男・大五郎は宝永7年に亡くなったので鍋松だけが生き残った。そして、家宣が正徳2年（1712）10月に没すると、鍋松は12月に権大納言に任ぜられたのち、正徳3年4月に征夷大将軍になった。わずか4歳（数え5歳、没したのは正徳6年4月で7歳・数え8歳）であった。

鍋松がまだ将軍になる前の正徳3年止月、3つの感染症の感染防止のための規定が発せられた。『御触書寛保集成』をみると、冒頭から「疱瘡麻疹煩候者、御目通え罷出候面々は、一番湯掛り候日より七十五日過罷出、可相勤事」と、従来は症状が出てから75日を過ぎるまでは目通りできない扱いが、一番湯を済ませてから75日と改められた。「出勤停止期間」を長期化して、幼い「次期将軍」への感染予防を徹底したとみられる。

その一方で、次期将軍に接触する可能性の有無によって対象者の扱いが明確化された。御目見以下の幕臣については、三番湯が過ぎれば勤務に就くことが許された。また、「看病《かんびょうの》断《ことわり》」（看病届け）を提出して病人に付き添った者については、従来通り三番湯を過ぎれば勤務させる原則はそのままだったが、御目見以下の者は出勤を控えなくてもよい扱いとなった。また、「看病断」が規定されていることからもわかるように、病人を看病することに伴う〝欠席〟が制度化されたのも特徴であった。

水痘に罹った者の扱いは同じだったが、看病の者が御目見以下なら出勤を控えなくてもよいことが明記された。なお、医師の扱いについての規定は見当たらなくなっている。

正徳3年の法令では看護者の規定はあったが、翌年の正徳4年になると、天然痘と麻疹で死んだ者の看病者の扱いが定められた。死亡者の看護者の出勤停止の制度が整備されたのであった。病人が死亡した場合には、「看病断」を申し立てて病人に付き添った者は、病人が死亡してから20日を過ぎるまでは御目通《おめどおり》を差し控えることとなった。死亡した病人が水痘ならば、7日の扱いとなっている。

予防規定の完成……吉宗の時代に

享保元年（1716）7月に徳川吉宗が征夷大将軍に任ぜられた翌月、3つの感染症の扱いについて新たな法令が発せられた。この法令の表題部分には、「疱瘡麻疹水痘病人看病人、二丸　長福様御座所え不罷出品」と明記されていた。将軍のお世継への感染予防のための法令は、その後も折に触れて発せられているが、この享保元年の規定がベースとなっている。

吉宗の長男・長福丸への感染防止のために、これらの感染症の病人や看護人を、長福丸が居住していた二丸に立ち入らせないことに関する条項、という意味である。後に9代将軍・

家重となる長福丸は正徳元年（1711）12月生まれで、当時4歳だったから、新将軍が感染防止に神経を注ぐのは当然だった。しかも、ここで定める諸規定は、長福丸の「御在所」に感染した者が出入りしないためのものだったので、将軍の「御在所」である本丸には適用しないが、長福丸が本丸に来ているときは適用する旨の但し書きも付せられていた。

とはいえ、従来の「出勤停止期間」は大幅に短縮された。天然痘の幕臣は発病後35日を過ぎ、肥立ちが良ければ御目見できるようになった。それだけでなく、「有徳院殿御実紀巻三」（『徳川実紀』）の8月29日の記事である「疱疹病者出仕之制」では、「麻疹又水痘は三番湯」となっており、それまでは天然痘とともに扱われていた麻疹は、水痘と同じ扱いに〝格下げ〟となり、三番湯を過ぎてからとなった。宝永5年の麻疹の大流行などを経験し、発病後75日の「遠慮期間」でなく、三番湯が過ぎれば、感染しないと判断されていた可能性もある。

一方、看護者は従来同様、3つの感染症ともに病者が回復して三番湯を過ぎてから、同じ屋敷内に患者が出た場合の扱いも、それまでの規定が踏襲されている。

しかし、医者の扱いは変更された。宝永7年（1710）の規定では、若君の担当医は3

つの感染症の患者の許に行ってはならないとなっていたが、この法令では「長福丸の担当医が疱瘡と水痘の患者のいる家を往診して治療を行った場合には、その当日は御目見を遠慮するものの、翌日からは遠慮に及ばない」ことになった。御殿医への縛りが緩和された形だが、そうでもしなければ医者が確保できなかったのかもしれない。

3　天然痘と麻疹は国家の一大事

天然痘に罹った家重

このように、家重への感染防止には最大級の神経が注がれていたが、享保13年3月に天然痘、享保15年6月には麻疹というように、2年間に相次いで感染した。

第1節では、家宣が麻疹に罹った際に、諸大名や旗本に対して御機嫌伺に登城・御目見せよという指示が出されたことを紹介した。これは、麻疹だけでなく天然痘のときも同様であった。また、天然痘や麻疹から回復して、酒湯の式のときも盛大な諸行事が待っていた。

ここでは、２年という短期間のうちに、天然痘と麻疹の「御機嫌伺」と「酒湯の式」がそれぞれ行われた家重の場合を紹介していこう。

吉宗の長男・長福丸は元服して家重を名乗った後、享保10年（１７２５）に従二位、権大納言に叙任していた。ところが、享保13年（１７２８）３月天然痘に罹り、それに伴って朔日に「大納言様御疱瘡被遊付」という法令が発せられた。それにより、翌２日には西丸へ「御機嫌伺」のため、「御三家始惣出仕之事」と、御三家はじめすべての大名が参集するように命じられた。併せて、家重の容態が軽いことの御祝を将軍に言上するために、本丸にも廻るようにも命じられていた。このうち、病気や幼少の者は老中に使いを差し出すほか、参勤交代で国元に帰っている者は書状で行うとしている。そして、２日から酒湯になるまでは、毎日、御機嫌伺の使者を老中まで遣わすよう命じられている。

さらに、寺社奉行、町奉行、勘定奉行の三奉行に対しては、家重の天然痘が治るための「御祝儀」として恩赦をするように命じた。そして、当時、牢に入っていて恩赦の対象になる者を、早々に調査せよとの指示も出ている。

そうした努力の効果なのかは不明だが、家重の病状は順調に回復し、３月11日に酒湯の式が行われた。「有徳院殿御実紀巻廿六」（『徳川実紀』）には「十一日、大納言殿御疱収靨《しゅうよう》によるし酒湯の式あり。此日山王の社にて法楽の散楽あり。観世宝生喜多の猿楽等に若干の賜物あり。是は明暦中　嚴有院殿御疱瘡の時めでたき例によられしとぞ聞えし」となっており、4代・家綱（嚴有院）が天然痘から回復した際の前例に倣って、将軍の産土神である山王日枝神社で能が奉納されている。

同じ「有徳院殿御実紀巻廿六」（『徳川実紀』）によれば、12日になると、大名・旗本の群臣が、西丸と本丸にお祝いに出仕し、御三家はじめ大名・旗本からはお祝いの品々が献上され、さらに、日光山（東照宮）には回復の報告と御礼がなされている。なお、そうした家重への献上品の一部は「西城勤仕のともがらは、御祝の賜物いと数多し」ということで、家重付きの幕臣たちには〝お裾分け〟が配られている。15日には、東西の本願寺から干鯛、金地院元雄からは昆布が献上されたほか、家重の回復を祝う神事として、高田馬場を会場にした鉄砲射撃が命じられた。23日になると「大納言殿の疱瘡御快復」により能舞台も催されている。

次は麻疹に

享保15年（1730）から翌年にかけて、江戸では麻疹が流行した。『武江年表』の享保15年の記事にも「冬より翌年春にいたり、麻疹流行（身うちへ白牛泪をぬる）」となっている。「有徳院殿御実紀巻廿六」（『徳川実紀』）の享保15年11月の記事にも「この月のはじめより麻疹大に流行す」となっている。

それを受けて11月14日に発せられた法令が『御触書寛保集成』に掲載されている。「麻疹の病人と看護人は、家重に対しては、これまでの扱い通りに差し控えよ」というものである。ところが、その一方で「右衛門督殿（吉宗の次男・宗武）はまだ麻疹にはかかっていないが、麻疹の病人も看護人も差し控えには及ばない」となっていた。先ほど述べた慶安元年（1648）の規定には、それがお世継の家綱を対象にしたものか、異母弟の鶴松を対象にしたものかは明確には記されていないが、「有徳院殿御実紀巻廿六」（『徳川実紀』）の11月14日の記事にも「大納言殿御前には麻疹病人ならびに看病の輩これまでのごとく憚《はばか》るべし。右衛門督の方には憚なく出つかふまつるべしとふれらる」となっている。つまり、お世継とそれ以外の将軍の男児には扱いに大きな差が付けられていたのである。

この法令は、家重への〝感染防止〟の徹底が目的であったが、その甲斐もなく、家重は麻疹に感染した。感染予防措置は麻疹の感染力の前には役に立たなかったわけである。

感染予防の必要がなくなるや否や、2年前の天然痘の時のように、諸大名と旗本には11月23日に、御機嫌伺のために西丸への総登城が命じられた。また、病状が軽かったことの御祝を将軍に言上するため、この時も本丸にも廻る扱いになっていた。その他の事項についても2年前の扱いが踏襲されている。なお、この時は、日光門跡に銀百枚、山王日枝神社等には銀20枚を寄進して、家重の麻疹平癒が祈願されている。

12月6日になると、順調に回復した家重のために酒湯の式が行われた。この時の扱いも、2年前の天然痘からの回復に伴う酒湯の式に倣っていた。「有徳院殿御実紀巻廿六」(『徳川実紀』)では「大納言殿麻疹おこたらせ給ふにより酒湯進らす。よて御祝ひの賜物、さゝげ物あり。また方々の賀儀例のごとくいとかずかずなり」となっており、簡単な記述であるが、献上物が多数あり、式典も「例のごとくかずかずなり」というように、形式化した行事が多数組み合わさっていたことを物語っている。

幕府のガバナンスに貢献した天然痘と麻疹

将軍やお世継が病気になったときの「御機嫌伺」や「快気祝い」は、単なる交際という意味を超えて、将軍に対する大名・旗本の忠誠心の証《あかし》となっていた。

とはいえ、仮に命にかかわる病気であっても、慢性疾患なら御機嫌伺には病気である間に（亡くなる前に）に行けばよい。その一方で、急性疾患で病態も短期間のうちにドラマチックに変化する天然痘や麻疹では、御機嫌伺や快気祝いの時期は限られる。タイトな期間に忠誠心を最大限に見せる必要がある。

忠誠心を求める幕府の側からすれば、諸大名や旗本たちに、お見舞いや快気祝いを一定の基準のもとに整然と行わせることによって、権威はさらに高められる。逆に、この幕府の基準から外れることは、忠誠心を疑われることに直結したといえるだろう。

太平の世が続くと、将軍への忠誠心を戦功で見せることはできない。それでも、徳川家康が江戸に入ってから70年、将軍の代にして4代・家綱の時代までは天下普請が連続していた。幕府直轄都市を中心とした城郭や市街地の土木工事を、諸大名の負担で行わせるのである。それゆえ、工事を命じられることを含めて、工事の仕上がり具合や、期限内に竣工できるかが功績になり、大名どうしで出来栄えを競い合った。

ところが、天下普請が一段落すると、参勤交代や江戸城への登城行列、江戸城の城門警備、「忠臣蔵」で浅野内匠頭が命じられた勅使接待役などのルーチンの課役を粛々と果たすことでしか、大名が忠誠心を発揮する場面がなくなっていった。しかし、それは「華々しい忠誠心の発揮」とは別の世界であった。

そうした変化のなかで、天然痘や麻疹は、将軍と大名・旗本の双方にとって忠誠心を確認する機会・手段としては理想的なものになったといえるだろう。当時の武家社会において、最も重要な価値の一つである将軍のお世継の生命に、短期間のうちに重大な危険が生じるという事象は、社会の根幹にかかわる非常事態であった。

将軍（幕府）と大名・旗本が、感染症という非常事態を乗り切るプロセスのなかで、お互いの忠誠心を確認し合うことができるということは、幕府による大名支配の維持・強化にはプラスに作用したはずであった。その意味で、天然痘と麻疹は、幕府のガバナンスに貢献したといえるだろう。それだからこそ、お世継への感染予防と諸行事は幕末まで続けられたのであった。

4　インフルエンザに襲われる江戸城

幕府を大混乱に……享保18年の大流行

享保18年（１７３３）、江戸をパンデミック級のインフルエンザが襲った。そのため、江戸の市中だけではなく、幕府の中枢機構そのものであった江戸城内にも大混乱をもたらした。この大流行以降、18世紀末頃から世界的なインフルエンザの大流行が江戸に及ぶケースが増えていった。

ここでは、享保18年の混乱の様子とともに、そうした経験を蓄積するにしたがって、幕府には組織的に対応するノウハウが蓄積され、時を経るほどマニュアル化され、事実上の事業継続計画（ＢＣＰ）として機能するようになっていく様子をみていくことにする。

インフルエンザの流行に対する幕府の危機管理を『柳営日次記』からみていくと、享保18

年1月12日頃より、広く「風病」が流行し、患う者がいない家はないほどとなっていた。江戸城勤務の武士たちも例外ではなく、「勤番の諸士は3～4人がやっと勤務できる状況」となっていた。もっとも、4日から5日で快癒するとも書かれている。また、「江戸中の人通りが途絶えた」とも記されている。同じく幕府の正式記録である「有徳院殿御実紀巻三十七」（『徳川実紀』）にも同様の記載があるが、こちらは『柳営日次記』の表現による「風病」ではなく、「感冒」となっている。『武江年表』でも、「七月上旬より疫癘《えきれい》天下に行はる。十三日・十四日、大路往来絶えたり。藁《わら》にて疫神《やくじん》の形を造り、これを送るとて、鉦《かね》・太鼓《たいこ》をならし、はやしつれて海辺に至る」という記述がある。『柳営日次記』と同様、江戸のメインストリートの人通りがなくなるほどの流行となっていた。

16日になると、目付（大石右近忠征）より、若年寄3人が罹患して登城できないので、取り急ぎの御用は老中の松平左近将監乗邑《のりさと》と松平伊豆守信祝《のぶとき》に上げ、若年寄宅で済むものはそれで対応せよ、との指示があった。この状況については、「有徳院殿御実紀巻三十七」（『徳川実紀』）でも同様の記載がある。それによれば、取り急ぎの御用を行うことになった乗邑と信祝も「感冒」（インフルエンザ）にかかったが、それを押して登城し、業務をこなしたので、お褒めにあずかり風邪薬を将軍から賜ったことになっている。

17日になると、信祝から、「御番衆の業務には、助立《すけだち》（応援）がないと廻らないものもあるが、どうしても必要な場合は別にして、応援を求めなくても良い」旨の指示が出された。江戸城内も、若年寄などの要職者のほか、人手が極端に不足していたのであった。「布衣以上の高位者で出勤できたのはわずか7人で、それ以下の幕臣たちの休みは数知らず」という状態となっていた。この御番衆とは、幕府職制のなかで武官に相当する役職である。戦闘部隊であったが、平時は警備などを担当していた。この時は、彼らにも患者が続出して、不寝番が必要な業務なども免除されている。

さらに18日、信祝から、「此節、病人が多いため、御番衆その他にても、弁当持参の者たちには、例外措置として城から食事を提供せよ」との指示があった。出仕のときに食事を出されない御家人等にも、今回は食事を出すことになったのである。

こうしてみると、インフルエンザの大流行に直面した幕府中枢は、ほとんどマヒ状態に陥っていたといってよいだろう。対策も、組織的あるいは計画的というよりも、対症療法的であり、もっといえば、その場限りの対応に右往左往している状況だった。

この辺りの状況は、前章で紹介した天然痘や麻疹、風疹への組織だった対応が確立されていたのとは対照的であった。ということは、幕府がインフルエンザのパンデミックに初めて遭遇したのが、この享保18年であった可能性も出てくるだろう。

江戸城には、大名や旗本はもちろん、番方、役方の多数の幕臣などが毎日登城と帰邸を繰り返していたから、インフルエンザが持ち込まれ易いだけでなく、巨大なクラスターが生まれ易い環境となっていた。

疫神送り……人々の対応

ところで、『武江年表』では、人々が疫病神の藁人形を作って鉦や太鼓を打ち鳴らしながら海岸まで練り歩く「疫神送り」が行われていた旨を記述している。これは、インフルエンザに限らず、麻疹やコレラ等でも同様に行われた風習だった。

幕府は、そうした行為を規制していたが、感染症への恐怖感もあって、人々の動きを止めることはできなかった。たとえば、延享元年（1744）6月には江戸の町方に対して「風之神送」を禁じる町触が出されており、その様子がよく描かれている。『武江年表』でも

「夏より冬まで、諸国風邪流行」と簡単に記しているが、第1章で取り上げた『中外医事新報』（図表1－1）では、1742年から翌年にかけてヨーロッパで流行があったとされているので、その影響だった可能性もある。

この町触によれば「最近、町々で〝風之神送〟と称して屋台のようなものを製作し、提灯を点燈して河川に流すこと」があるとしている。その上で、「こうした行為は火災の危険を伴うだけでなく、新規に祭礼に類似した行為をみだりに行ってはならないことにも反して不埒なので、厳重に取り締まる」というものであった。しかし、「前々も申し渡してあるように」という表現もあって、なかなかストップがかからない状況も明らかになっている。

こうした風俗は、インフルエンザに限らず、他の感染症が流行した時にもみられた。たとえば、延享元年から9年後の宝暦3年（1753）6月26日には、町触によって「はしか神送り」が厳禁された。実際には、「はしか神送り」と称して、子供も大人も入り混じって太鼓を打ちはやし、屋台のようなものを持ち歩くだけでなく、後から賽銭を集金して廻る人々がいたのであった。延享元年の「風之神送」には賽銭の集金はなかったが、背景に人々の不安があったため、禁じても徹底させることは難しかった。

明和6年のインフルエンザと組織的対応

享保18年に続くインフルエンザの大流行が江戸で発生したのは明和6年（1769）の10月である。『武江年表』でも「十月、風邪流行す（貴賤煩はざるはなし。大家にては薬を手桶に入れて運び、下部に与ふるの程のことなりし）」と、相当の流行だったことがわかる。『後見草』でも「9月になって感冒が流行し、はじめは大したことはなかったが、後になると往来も絶え、将軍家に仕える人々や、大名・旗本屋敷に勤務する者も少なくなった」と記されている。さらには「家々では厨房で大量の薬を煎じて、荷桶や手桶などに入れて患者の枕元に運んだ」とあって、これが『武江年表』の記述につながったとみられる。

一方『続談海』には、このインフルエンザの感染ルートを示唆する記述もある。それによれば「7月にオランダ人が来航した際に、諸船の異人たちが海上で患い始め、長崎に着いた時には全員が罹患していた」「それ以後、各地に流染し、9月上旬に京都、東海道筋で流行、駿府城の要員交替の時に大流行となり、道中の人馬が滞った」「江戸でも下町では特に多く、芝居も2、3日休演になった」と述べている。なお、この感染ルートは、幕末のコレラの感染経路とほぼ一致する。

第1章の図表1－1の限りでは、海外の大流行との関係は薄いようにもみえるが、『続談海』の記述はオランダ船での蔓延が、長崎貿易を経て、京都から東海道経由で江戸に達したことが、簡潔ではあるが具体的に記されている。

大半の人々が寝込んでいる状況もあって、幕府は、将軍に御目見する者が「長髪」で罷り出ること、及び、大名・旗本の登城行列の供廻りの減員を許可した。「浚明院殿御実紀巻二十」(『徳川実紀』)でも「此頃世上感冒を患るを頻りなりければ、上直の輩は月代そらざるも、従者等きわをこへて減省するも苦るしからずということを、小老(若年寄)水野壱岐守忠見伝ふ」「上直の人々には御くりやにて湯薬を賜る」となっている。

将軍の前に「罷り出でる者」や「上直の輩」は、御目見以上の幕臣で、かつ、要職に就いている者を指す。そうした人々が「長髪」を許され、月代を毎日剃らずに登城しても構わないことになったわけである。なお、この時は湯薬も配られている。

ということは、天然痘や麻疹では、将軍や将軍のお世継への感染防止が最優先だったことに比べると、インフルエンザの将軍への感染防止については配慮されていなかったことになる。感染症が人の生命を脅かすことに変わりはないが、生死はもちろん回復後の後遺症にも直結する天然痘や麻疹と、そこまでの程度ではないインフルエンザでは、意識的か無意識かは別にして、対応に差が付けられていたのであった。この扱いは、その後も踏襲されていくのである。

一方、大名や旗本は身分・格式に応じて江戸城登城の際の供廻りの規模が定められていた。これらは参勤交代の大名行列より小規模だが、武家の行軍行列に変わりはない扱いとなっていた。つまり、それほど重要な供廻りを減員しても構わないというのは、将軍に対する大名・旗本の義務の軽減だから重い意味を持っていた。

とはいえ、当時、供廻りで槍を担ぐ中間《ちゅうげん》や、荷物持ちの小者《こもの》のほか、足軽や武士身分の用人さえ人宿《ひとやど》から派遣される〝非正規〟でまかなうのが実態だった。人件費がかかるので、慢性的な財政難にあった大名・旗本が供廻りの要員を〝正社員〟で確保するのは難しかったからである。江戸市中で「風邪」が流行し、多くが寝込んでいる状態では、〝非正規〟の要員確保はほとんど不可能だったに違いない。

こうしてみると、混乱はつきものだったとはいえ、享保18年のインフルエンザ流行に際して生じたパニック的な対応は、組織だった対応に変化していく様子がわかる。そして、明和6年の対応が前例となって、寛政7年（1795）、享和2年（1802）、文政4年（1821）、文政7年（1824）、天保3年（1832）のインフルエンザ流行でも引き継がれている。

明和6年の次にインフルエンザが江戸で流行したのは天明元年（1781）11月だった。この流行では、相撲力士の谷風が亡くなったこともあって、このインフルエンザには「谷風」という名もつけられている。幕府関係者も次々に罹患し、老中・田沼主殿頭《とのものかみ》意次はじめ主要な幕閣が登城できない状況となったが、明和6年の時のような措置は取られていない。

寛政7年の流行と長髪

天明元年の次の大流行は、寛政7年（1795）の3月であった。このインフルエンザは、下総国・小金原で行われた将軍の狩猟後に流行ったので「御猪狩風《おいかりかぜ》」と呼ばれた。この時は、明和6年の時の措置に準じて幕府は対応している。23日には寺社奉行4人がそろって欠勤となり、月末の28日になると、長髪での出仕と供廻りの減員が許された。

当時、寛政5年（1793）から老中を務めていた安藤対馬守信成《のぶなり》の『安藤日記』によれば、翌3月朔日は月例の将軍への拝謁日であり、そこに長髪で罷り出ることの適否について幕閣の間で議論が交わされている。結局、将軍に初めて御目見する者に長髪を理由に辞退させるのは「残念」だという理由を付けて、年齢の若い者では4、5日間、髪の薄い者なら10日程度は月代を剃らなくても構わない、という扱いになった。なお、幕臣のうち将軍に御目見できるのは旗本以上で、御家人は御目見できなかったから、将軍への初の御目見はとても重要な身分上の意味を持っていた。「残念」という当時の表現は、現代なら「気の毒」「かわいそう」に近いニュアンスであろう。この『安藤日記』には長髪の具体的な様子も記されており、奏者番・水野壱岐守忠韶《ただてる》は3月28日から月代を剃らず、月次御礼に登城した大番頭・小笠原近江守貞温《さだあつ》と北町奉行・小田切土佐守直年《なおとし》は「四日之月代」で将軍に拝謁したと記されている。

定着した幕府のBCP……享和2年以降

享和2年（1802）3月にも江戸でインフルエンザが大流行し、「お七風」と呼ばれていた。これは、1799年から1802年にかけてのヨーロッパなどでの世界的な大流行の影響とみられる。

この時は、第3章以降で述べるように、江戸の貧窮者向けに大規模な銭の給付が臨時で行われた一方で、江戸城内では、明和6年、寛政7年と同様の対応がなされている。3月16日には、将軍に御目見する者が長髪で罷り出ること、及び、供廻りの減員が許されたのである。また、明和6年の例に倣い、御目見以下の幕臣には煎じ薬等が支給されている。

これに併せて、今回の新たな措置として、「風邪」を押して登城している者や、業務のない者には帰宅せよとの命が出されている。それは、老中・松平伊豆守信明《のぶあきら》が「風邪を押して登城している者や業務のない者はサッサと帰れ！」と指示したことが発端になった。17日には御目見以下の者たちに煎じ楽を与えることになり、24日になると警護などの役人の定数確保ができなくても、欠員のまま対応すればよいことになった。また、御番衆以外でも、通常と異なり、弁当持参の幕臣に特例として食事を給することになった。これは享保18年の例によるものである。この扱いは文政4年、天保3年にも踏襲されている。

明和6年の流行の際に、幕府の組織的対応がみられ始めたのだが、同様の流行に遭遇するたびに、対応の経験とノウハウが蓄積され、インフルエンザ流行時における江戸城の最低限の事業継続が図られる体制が整っていた。これは、江戸時代版の〝事業継続計画（ＢＣＰ）〟ないしは〝緊急時対応計画〟に類するものといってもよいだろう。

なお、この翌年3月には麻疹の大流行があった。この時も登城行列の供廻りの減員が許可されているが、長髪での出仕は許されていない。

マニュアル化されたインフルエンザ対応

その後、文化5年（１８０８）には、8月下旬より9月下旬にかけて、江戸及び近国で風邪が大流行し、これを「ねんごろ風」と呼んだ。

文政4年（１８２１）の2月にも、江戸ではインフルエンザが大流行した。『武江年表』では「二月中旬より風邪流行。賤民へ御救米銭を賜はる。筠庭云、此時流行風をダンボ風といへり」となっている。また、毛利氏の参勤交代の時に流行ったこともあって「長州風」とも呼ばれていた。この時は、享和2年以前の例により、幕府は、長髪での出仕、供廻りの減員、江戸城に登城して詰めている者は業務が済んだら退出すべきこと、御目見以下の幕臣への煎じ薬の給付、通常は弁当持参の者にも食事を出すことを指示している。前例踏襲とはいえ、インフルエンザの流行で、江戸城の業務が回らなくなると、最低限の業務体制に移行することが制度として確立したといえるだろう。

また、『御触書天保集成』には「此節風邪流行ニ付、押て詰居候面々、御用相済候ハヽ、勝手次第退出致し可申事」と「業務が済んだら帰宅せよ」という扱いには、感染防止の観点も含まれていた可能性もある。

3年後の文政7年（1824）3月にも、長髪での出仕と、供廻りの減員が許可されている。

その後の大規模な流行は天保3年（1832）10月に発生した。この流行は「琉球風」と呼ばれていた。『武江年表』によれば「冬、風邪流行。賤民へ御救米銭を給はる」とあって、享和2年、文政4年のインフルエンザ流行の時と同様に、江戸の貧窮者向けに大規模かつ臨時の給付事業（御救）が展開されている。それだけ、流行が激しかったといえるだろう。

この時も幕府は、江戸城に登城する関係者向けに、文政4年と同様の対応を指示している。その後、安政4年（1857）2月にも「風邪」流行のため、供廻りの減員と長髪での御目見、安政6年（1859）10月には、長髪での「罷出《まかりいで》」が許されている。

享保18年には幕府中枢部が大混乱に陥ったが、明和6年、享和2年などの大流行を乗り切るプロセスを経て、組織を継続的に機能させるノウハウが幕府に蓄積され、マニュアル化に近い形で引き継がれていったのであった。

第　3　章

パンデミックと
救済のシステム……
米や銭の給付は
スピード勝負

1　七分積金が大活躍……江戸町会所が給付の窓口

臨時の御救の対象は其日稼の人々

19世紀になると、江戸でインフルエンザ、麻疹《はしか》、コレラが流行すると、幕府は江戸町会所《えどまちかいしょ》（以下、「町会所」という。）を通じて積極的に臨時の「御救《おすくい》」を行うようになった。御救とは救済事業のことである。享和2年（1802）のインフルエンザのパンデミックの時が最初で、感染症の大流行のほか天保飢饉の際にも実施されている。

その対象は、当時の表現で「其日稼《そのひかせぎ》」と呼ばれた都市居住の窮民で、銭や米が給付された。この臨時の御救では、援助を必要としている者たちに、必要な給付をスピーディかつ着実に行き渡らせることが特に重視されていた。この給付の意思決定に主に関与したのは老中・松平伊豆守信明、南町奉行・根岸肥前守鎮衛、北町奉行・小田切土佐守直年、勘定奉行・柳生主膳《しゅぜんのしょう》正久道であった。

前章で紹介したように、インフルエンザの流行で江戸城内でさえ業務をカットしなければ立ち行かない状況では、市中における蔓延はさらに深刻だったとみてよい。そうなれば、其日稼の人々の生活はたちどころに危機に陥った。日銭で生活する彼らは、自らが感染する場合も、感染した家族を看病する場合も、休業を余儀なくされた。稼ぎに出られたとしても、関連の事業者の休業など、経済が回らない状況では生活難に直面した。

そこでこの章では、江戸の住民向けに展開された救済事業に焦点を当てる。それは、経済面あるいは社会面でのパンデミックとの闘いであった。

なぜ其日稼は江戸に多かったのか

日本では江戸時代の初期から、貨幣経済が都市だけでなく農村にも急速に浸透し始めた。それに伴って農村での自給自足は成り立たなくなり、中小規模の本百姓（自作農）の農地が大規模・有力な百姓に集約され始めていた。農地の売買は禁じられていたが、農地の質入れや質流れを通じて、本百姓が小作人などに没落するケースも増加した。食えない農村に見切りをつけて、繁栄する江戸などの都市に移り住む者も増えていった。

この傾向は、享保期頃（1716〜36）にはかなり進み、天明（1781〜89）から寛政期（1789〜1801）になると相当深刻な社会問題となった。それは領主経済の根幹を揺るがしたので、幕府も諸大名も、本百姓の維持に懸命に取り組んだが、この流れを止めることはできなかった。

とはいえ、江戸時代の初期から、江戸では大規模な城郭築造や市街の整備が連続したため、単身労働者への需要が多く、現金収入を求めて農村からの出稼ぎや移住が起こりやすかった。つまり、農村から没落農民が江戸に押し出された面とともに、江戸が人々を引き寄せた側面もあった。

つまり、江戸は、全国の経済を牽引したが、農村で困窮し、没落した元・自作農の受け皿になって、彼らに衣食住を提供したことも否定できないだろう。江戸は、建設資材の供給業者や専門技術者などのほか、技術を持たない肉体労働者が多数集まる都市であった。

一方、「百万都市」江戸での貧窮者の増加は、都市問題となって顕在化した。天保期（1830〜44）の町方人口は約55万から56万人で、その半分が其日稼の者であった。それに武家の分が加わるので「百万」といわれたのであった。

彼らは、好景気の時には日雇や賃稼ぎなどで生活できた。芝居や遊山などの娯楽も楽しめたが、飢饉や不景気に見舞われると、たちまちその日の食にも困るような境遇に置かれていた。農村から流入した人々の多くは、故郷の人別から江戸の人別に正式な手続を経て移住したものではなかったので、江戸で条件の良い職や住居にありつくのは困難だった。中心部の裏店《うらだな》（裏長屋）や、場末の劣悪な住環境の長屋などに大勢が雑居することも珍しくはなく、一季居《いっきおり》（1年契約）の奉公人や日雇労働者、棒手振《ぼてふり》などになるほかなかった。

この裏店とは、表通りに面していない路地に建つ貸家で、商売のできない場所だった。公道に面した表店から奥に入り、さらに木戸を入って両側に9尺2間の棟割長屋が建ち、トイレも水汲み場（井戸と呼ばれていた）も共用となっていた。

このような住環境で、ひとたび感染症が発生すれば、たちまち裏店全体に拡がるだけでなく、他の裏店にも次々に連鎖して、江戸中に流行が拡大しても不思議ではなかった。

パンデミックと御救

パンデミックに際しての御救の中心となったのが町会所で、江戸の備荒貯穀や窮民救済の拠点となり、幕末まで活動を続けた。町会所は、老中・松平越中守定信が主導した「寛政改革」の一環として寛政3年（1791）12月に創設された「七分積金《しちぶつみきん》」の制度を実施する組織であった。

後述のように七分積金は、江戸の町人（地主）が毎年積み立てる積金や幕府の出資を基金として、飢饉や火災などの非常時の施米や施金、平時の窮民救済、地主向けの低利融資の原資に充てられていた。

享和2年（1802）を初回とする臨時御救は、このうちの非常時の施米や施金にあたり、当座の危機を乗り切るための短期集中型の給付である。一方の平時の窮民救済とは、現在の生活保護に相当するもので「定式の窮民御救」とも呼ばれ、この章の最後で述べるように、給付額もまとまった額であった。一方、地主向けの低利融資は、地主が永続的に立ち行くことができるようにするためのものだった。

感染症の大流行に際しての御救は、享和2年以降、幕末まで実績がみられる（図表3－2）。インフルエンザ流行では、享和2年のほか文政4年（1821）、天保3年（1832）、嘉永4年（1851）、麻疹では享和3年、コレラでは安政5年（1858）のそれぞれの

図表3-1　伴家向屋敷図における裏店の様子

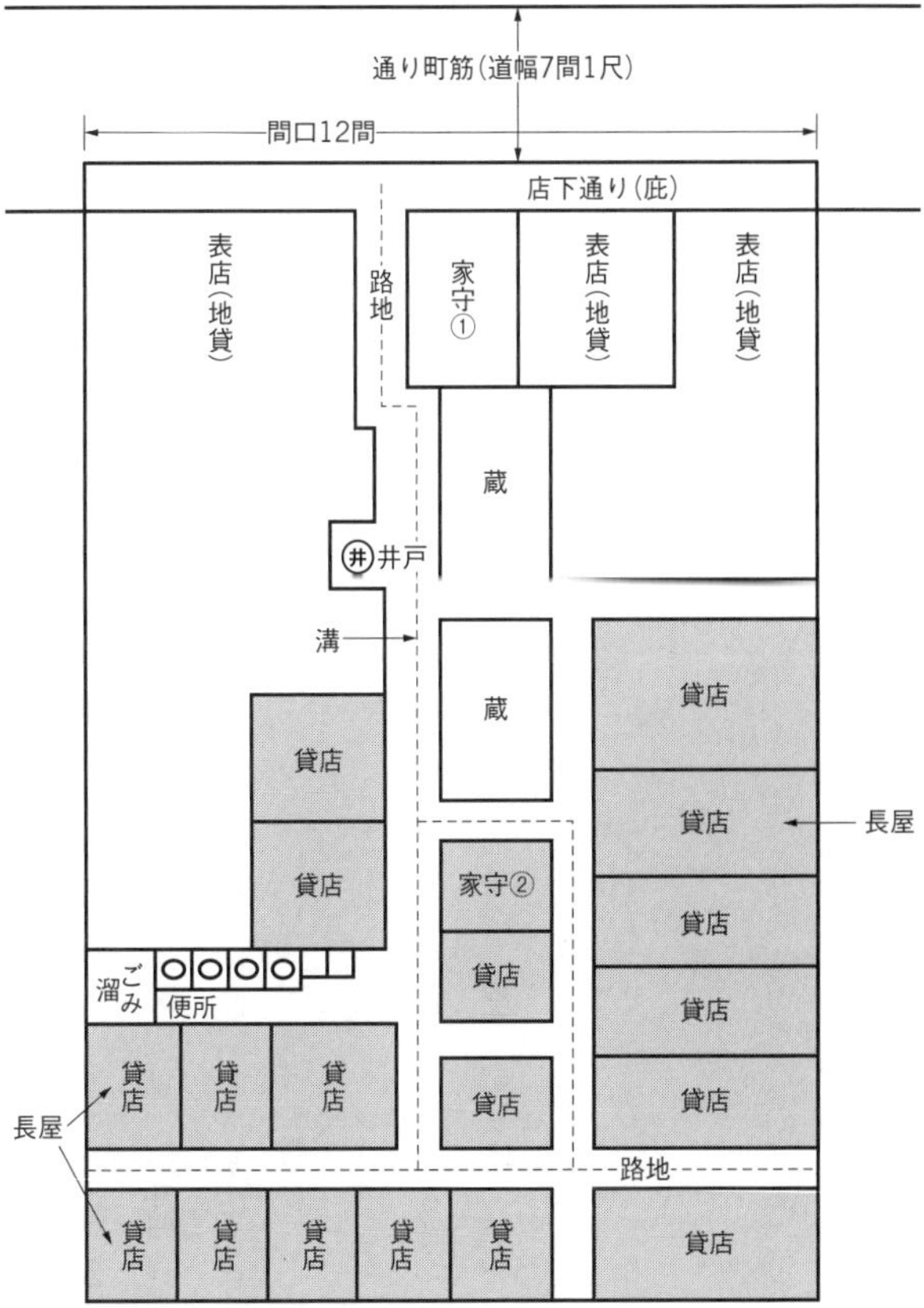

※東京都公文書館『都市紀要34　江戸住宅事情』に加筆。網かけ部分が裏店。
鈴木浩三『江戸・東京の「地形と経済」のしくみ』(日本実業出版社、2019年)

図表3-2　感染症流行に際しての江戸町会所による御救

年	西暦	人数	給付内容	理由
享和2年	1802	288,441	銭73,094貫800文	インフルエンザ
享和3年	1803	41,020	銭63,573貫800文	麻疹
文政4年	1821	296,987	銭75,035貫文	インフルエンザ
天保3年	1832	306,038	米11,467石7斗	インフルエンザ
嘉永4年	1851	381,740	米14,215石1斗	米価高騰・インフルエンザ
安政5年	1858	523,076	米23,917石8斗	コレラ

資料：『東京市史稿　産業篇』（第四十五、五十）、『東京市史稿　救済篇』（第三、四）、『都市紀要七』
以上のほか、文久2年（1861）に諸物価高騰と麻疹流行のため御救の実勢はあるが、資料散逸。

流行の際に御救があった。

　天保９年（１８３８）２月23日、町会所から南町奉行・筒井伊賀守政憲《まさのり》に提出した「臨時御救人数高書付」（図表３－３）という報告がある。それによれば、享和２年のインフルエンザ流行で「町々其日稼の者たち」28万８４４１人を対象にしたのを皮切りに、享和３年の麻疹流行では４万１０２０人、文政４年のインフルエンザ流行では29万６９８７人と続いている。

　そして天保２年（１８３１）には米価高騰のために27万８３５３人、天保３年のインフルエンザ流行では30万６０３８

図表3-3 臨時御救人数高書付

時期	西暦		理由	対象者		人数（人）	備考
享和2年	1802		**風邪（インフルエンザ）流行**	町々其日稼の者		288,441	
享和3年	1803		**麻疹流行**			41,020	
文政4年	1821		**風邪（インフルエンザ）流行**	町々其日稼の者		296,987	
天保2年	1831		米価高騰	町々其日稼の者		278,353	
天保3年	1832		**風邪（インフルエンザ）流行**	町々其日稼の者		306,038	
天保4年	1833	9月	米価高騰	町々其日稼の者		318,420	天保飢饉
天保4年	1833	10月	米価高騰	町々其日稼の者	再	319,359	天保飢饉
天保5年	1834		米価高騰	町々其日稼の者		333,827	天保飢饉
天保7年	1836	7月	米価高騰	町々其日稼の者		350,355	天保飢饉
天保7年	1836	11月	米価高騰	町々其日稼の者	再	409,164	天保飢饉

資料：「臨時救恤」（『東京市史稿　救済篇第三』、東京市、1922年）

人に銭・米の給付が行われている。

さらに、第5章でも述べるが、天保飢饉による米価高騰に直面した天保4年の9月に31万8420人、10月にも再び31万9359人に給付し、翌天保5年にも米価高騰を理由に33万3827人が御救の対象となった。飢饉が長期化し米価高騰が続いたこともあって天保7年7月には35万355人に支給したものの、11月になると再度40万9164人に給付している。

これをみると、天保飢饉に伴う米価高騰を除くと、臨時の御救が実施されたのは3回のインフルエンザ流行と1回の麻疹流行で、対象者はそれぞれ30万人前後となっている。なお、天保9年に報告されたこのリストでは享和3年の麻疹も臨時御救にカウントされているが、第4章で述べるように、享和3年時点では「定式の窮民御救」の扱いとなっていた。

しかし、天保飢饉による農村の疲弊から江戸への人口流入が増えたことを反映して、御救の対象は天保7年には40万人を超えている。しかも、天保4年と7年は年に2回も臨時御救を実施しているなど、状況は切迫していた。こうした対策の効果もあって、大坂や全国各地で打壊しが起こった一方で、江戸では起こっていない。

その後は、図表3－2のとおり、米価高騰とインフルエンザ流行が重なった嘉永4年（1851）に38万1740人、安政5年（1858）のコレラ流行に際しては、対象者が大幅に増加して52万3076人に上っている。

江戸時代版〝特別定額給付金〟の対象者……其日稼の者とは

享和2年に初めて実施された臨時御救では、給付の対象となる者や1人あたりの給付高を定めており、その後の先例になった。『御触書天保集成』や町触には、単身者（当時の表現は「独身者」だが、以下、「単身者」と表記する。）1人あたり300文、2人以上の世帯では1人あたり250文（いずれも4歳以下を除く）を給付額とするとともに、其日稼に該当する者を大雑把に掲げている。江戸時代版の〝特別定額給付金〟であった。

具体的な其日稼については、町触の付属文書に類型が細かく規定されており、そこには、当時の幕府が認識していた窮民の実情が表れているといえるだろう。

そして、次のような者を「其日稼之者」として、各町内にどのくらい居住しているのかを調査して文書で報告せよと、当時、町会所に常駐していた年番肝煎《きもいり》名主の田中市郎次と平野甚四郎の連名により3月17日付で通達されている。

- 棒手振、日雇稼など、その日暮らしの者
- 諸職人のうち手間賃仕事により、日々の手間賃によって家族を養っている者

- 道心者や修行者で、其日稼の者
- 場末の地主で、所有する土地も狭いなど地代収入もなく、当日に稼ぎ出したわずかな収入だけで大勢を扶養している者
- 場末の家主で、金1～2分の給金で勤務しているか、借家代を無料にする代わりに家主の業務を務めており、自らは其日稼の収入で家族を養っている者
- 表店を構えて商売を行っているが、行商人と同様にその日に稼ぐ売上がわずかで、ようやく1日の雑用（生活費）に充てている者
- 行商、諸職人で細工等を行っている者のうち、其日稼の者

これが御触書や町触が指す「棒手振日雇稼其外諸職人ニても、其日稼之賃銭を取、家内扶助致シ候類之者」を具体的に規定したものである。幕府が打壊しの予備軍と考えていた棒手振などの零細な行商人、大工、左官、鳶、仕事師などの日銭稼ぎなどの職人や労働者などで、多くが裏店に居住していた。

とはいえ、この付属文書をみると、当時の幕府が其日稼にあたると認識していた人々には、さまざまな業種・業態があったこと、それだけでなく、収入の少ない地主や家主、店舗

を経営していても零細な商人が含まれるなど、収入の多寡や日銭の廻り具合などを考慮して、実際に給付を必要とする人々を掘り起そうとする努力がみられる。そして、救済の漏れが生じないように、丁寧に対象者の把握に努めていた様子も記されている。

「棒手振、日雇稼など、その日暮らしの者」については、その零細さをイメージしやすい。天秤棒で担った商品や、背負った品物などを売り歩く者がこれにあたる。鮮魚類はもちろん、干物、野菜類を売る者のほか、豆腐売り、油売り、納豆売り、花売り、糊売り（洗濯糊）、甘酒売り、金魚売り、炭団《たどん》売り、暦売り、ゆで卵売り、笊《ざる》売り、鮨売り、草履売り、など、生鮮食料品や生活雑貨などを商う種々雑多な行商人が対象だった。また、日雇稼は土木作業や鳶など、日当で生計を立てている者であった。

簡単にいうと、彼らは、朝方に商品を仕入れて、それを売り歩き、その売上金から仕入額を差し引いた残額を生活費に充てていた。多少の貯蓄もできたが、ほとんどは〝自転車操業〟で、本人や家族に病人が出れば、すぐに生活が崩壊してしまう境遇といえた。

「諸職人のうち手間賃仕事により、日々の手間賃によって家族を養っている者」とは、錠前直し、包丁などの研《とぎ》屋、下駄の歯入れ、銅や鉄の鍋釜を修理する鋳鉄師などをイメージすればよいだろう。これは「行商、諸職人で細工等を行っている者のうち、其日稼の者」と重なる場合もあったろう。さらに、「道心者や修行者で、其日稼の者」というのは、寺院や神社ではなく市中に居住し、祈禱や占いなどで生計を立てている者である。

ここまでは、主に裏店に居住していた人々であるが、「場末」の地主や家主、公道に面した店舗の経営者も対象になっている。日本橋などの中心部の町地は商業活動も盛んで、人々も集まるので地代も高かった。それは、現在の都心部の地価が高いのと同じことである。しかし、周辺部では町地とはいっても人通りの少ない場所や、商家などもないような場所も多く、地代収入は低かった。そうした地主は、零細な商店などを経営して、わずかな日銭を稼いでいることも多かったのである。

同じく「場末」の家主のなかには、月に金1～2分という低額で勤務している者もおり、それだけでは食べて行けない。地代が安いから地主も多くの額を支払えないわけである。家賃を無料にしてもらう代わりに家主を務める者もあった。彼らの場合、家賃負担はなくても、その他の生活費を得るために、其日稼の人々と同様の働き方をしていたのである。

また、公道に面して店舗を構えた商人のなかには、一見すると裕福そうに見えても、売上が少なく、その日の日銭も右から左に生活費に消える者も多かった。

御救の金額と其日稼の生活費

『文政年間漫録』によれば、文政期頃（１８１８～30）における子供２人を持つ一家４人の野菜売りの棒手振では、朝７００文の銭を元手に大根やレンコン、イモ類を仕入れて売り歩き、１日に銭１貫２００文程度を売り上げたので、元金７００文を差し引くと５００文が利益となった。そこから１日の米代２００文、味噌・醤油などが50文、家賃36文、子供の菓子代12文といった生活費の計３００文を引くと２００文程度が残った。

元手がない者は、烏金《からすがね》で朝７００文を借りて、夕方には元金に利息21文を添えて返済した。烏金は一昼夜を期限とする金融で、カラスが〝カァ〟と鳴く翌朝までに前日借りた元金に利息を付けて返すもので、日利２～３パーセントと高利だった。

この場合、本人が寝込んだり、家族の看病で仕事に出られなければ、収入はたちまち途絶えるのであった。こうしてみると、裏店の住民の生活は悲惨だったようにもみえるが、ふだんの物価水準は低かったので、本人たちが健康で、飢饉や災害などによって物価高とならなければ、世の中は廻っていったのであった。

先ほどの一家4人の野菜売りの場合、1日の生活費が300文だったが、当時、青菜類が1把3文、ハマグリ1升が6文、16文の二八そば（2×8＝16文だから）、「三文花」や「一文菓子」など、生活必需品は彼らの収入に見合う程度のものだった。エンゲル係数が高率でも、生活することはできたわけだ。なお、最低ランクのモグリの街娼だった夜鷹の料金も24文と低額だったが、第5章でも触れるように、高い確率で梅毒に感染するリスクも伴っていた。

こうしてみると、単身者が銭300文、2人以上の世帯では1人銭250文という1人あたりの定額の御救の金額は、本人ないしは家族がインフルエンザに罹ったことに伴い商売を休業せざるを得ない4、5日分の生活費に相当していたことがわかるだろう。

2　御救支給のスキーム……江戸の都市行政と町会所のシステム

スピード給付が命

臨時の御救では、迅速な給付が特徴だった。先ほど、天保期の町方人口は約55万から56万人で、その半分が其日稼の者と述べた。町方人口をおおよそ50万～60万人とすれば、享和２年（１８０２）には28万８４４１人に12日、文政４年（１８２１）には29万６９８７人に実質４日といったように、町方人口の半数に対して、短期間のうちに配り終わっている。

そのためには、給付対象者の概数の把握から、援助を真に必要としている者への着実な給付に必要な事務手続を、一刻を争う状況のなかでスムーズに運ぶ必要があった。御救の実施を素早く意思決定することも重要だった。急がないと、其日稼の人々が飢餓に陥り、打壊しのリスクが高まるからであった。町奉行所も「手後《ておく》れ」にならないようにと再三強調しているが、それは単に給付が遅れることを懸念しただけではなかったのである。

それらを直ちに実施できた理由は、勘定所とともに、江戸の都市行政に長じた町奉行所、名主、家主が十分に機能していたためであった。江戸の都市行政機構の内部には、給付対象者を調査・確定し、直ちに給付につなげる組織体制とノウハウが蓄積されていた。

そこで、御救の手順、そこに関与する町役人、支給に至るまでの幕府や町会所の意思決定の動きなども含めて、どのようなフローで米や銭が其日稼の人々に行き渡ったのかを紹介する。それは、町会所の御救の姿を多面的に浮かび上がらせることになるだろう。

七分積金……安定していた財源と都市行政システムの底力

このスピードの背景には、安定した財源と、御救を必要とする人々の情報を正確に把握できる仕組みがあった。

財源となったのは先ほど若干触れた「七分積金」であった。これは、天明の大飢饉に伴う米価高騰などをきっかけに、其日稼の人々が中心になって江戸を無政府状態に陥らせた大規模な打壊しが発生したことを受けたものであった。打壊しに衝撃を受けた幕府は、このような社会的混乱を回避する観点から、それ以後、其日稼の者に代表される「末々の者」などを対象にした社会政策に本腰を入れ始めたのであった。生活難による其日稼の人々の不満を爆発させないようにすることが、幕府の喫緊の課題になっていたのである。

町会所と七分積金について詳しく述べ始めると、それだけで本1冊分を超えてしまうので、ここでは、この本に必要なポイントだけを押さえることにする。

七分積金は、江戸の庶民向けの備荒貯穀、土地を担保にした低利融資の原資、さらには、今でいう低所得者向けの生活保護の財源にされた。このうち備荒貯穀とは、飢饉や火災などの非常時の施米や施金のほか、平時の窮民救済などのために米穀や現金を町会所に準備することであった。この資金や囲籾を運用していたのが町会所で、勘定奉行と町奉行の共管だったが、実務は御用達商人（勘定所御用達）や町役人が運営していた。町会所の建物と籾蔵は寛政4年（1792）に向柳原（現・台東区浅草橋）に設置された。

江戸の地主たちは、都市の維持管理に必要な町費（町入用）を負担していた。松平定信は、天明5年から寛政元年までの5か年間（1785～89）の平均の町入用を算出させ、その節減目標額を町人たちに申告させて節減を実行させた。町人たちは、町入用の負担が軽減されると誤解したため、競って節減高を嵩上げした。

ところが、節減高の10分の7は、備荒貯穀のための積金や米穀購入費に充てるという理由で、強制的に積立金に回されたのであった。その結果、江戸の町人（地主）が毎年2万5900両を拠出することになった。この額は町入用の節減額3万7000両の70％を基準にしたもので、毎月、町々が負担分を納めた。

町会所では定式の窮民御救と臨時御救などの備荒事業のほかに、地主たちから「積金」させた資金の一部と寛政4年の幕府下賜金1万両、これとは別に寛政11年（1799）に幕府が出資した1万両（これを別段貸付金といった）とを地主たちに融資する事業も始めた。これは貸付金の利子で町会所の事務諸経費をまかない、積金の取り崩しを防ぐためだったが、災害などで地主が金に困るような場合に地主に資金を供給する機能も持っていた。

したがって、江戸の貧窮者に生活資金や米を給付する直接的な備荒対策とは違うもので、商業資本にまとまった融資をして、その利息収入で七分積金の増資や町会所の人件費や諸費用を捻出するスキームとなっており、それ以外の用途は制限されていた。

融資を受ける地主層の多くにとっても、本業の家業やビジネスを継続させる上で、低利融資は有利だった。また、災害などで地主が困窮するような場合にも、地主向けに資金を供給する役割も持っていた。

このように、七分積金は今でいうファンドに相当し、明治維新後も新政府を経て東京府に引き継がれ、寛政期以降に積み立てられた資金が草創期の東京で、道路や港湾、埋立などの都市施設の整備のため取り崩された。

『近世巨大都市の社会構造』（吉田伸之）によれば、「町会所の機能は、囲籾、貸付、窮民救済の3つに大別」され、このうち窮民救済を、日常的なものと、非常時のものに分類している。平時の困窮者を対象としたものが「定式救済」（本書では「定式の窮民御救」）であり、非常時の救済には、被災困窮者を対象にした「一部臨時救済」と、其日稼の者全体を対象とした「臨時救済」（本書では「臨時御救」）があった。一部臨時救済については「飢饉・疫病・大火・地震・風水害等の非常時における窮民救済の内、救済対象が都市下層民の一部（被災困窮者）にとどまり、全体には及ばないものである。このうち、大火による救済は『類焼御救』と呼ばれ、しばしば定式救済と一括して扱われている」となっている。これに対して、臨時救済は「特に飢饉、物価騰貴、疫病、地震等により、江戸町方全体が困窮に陥ったような時に、町会所から都市下層民全般を対象として行われる救済」とされている。

また、七分積金については「近世後期の都市と民衆」（松本四郎）によれば、「江戸の中心部である日本橋辺の町などが中心となって積金を集め、積金の出せない町々、すなわち下層民の日雇稼ぎ、棒手振が多い場末の町へ大規模な施米金の支給をしようとした」と指摘されている。これは地域間にわたる所得の再分配に相当するが、後述のように七分積金は地主層から其日稼の人々への垂直的な所得の再分配の機能も持っていた。

七分積金と町会所の運営

この七分積金の運用や、給付事業である「御救」を担う組織である町会所の運営は、寛政4年（1792）3月の設立当初から10人の勘定所御用達に任されており、その補佐のために地主から選ばれる座人5人のほか、家主《いえぬし》から任命した座人手付《てつき》なども配置されていた。

勘定所御用達は、幕府・勘定所の用達商人で、有力な札差や両替商など当時の江戸の〝ビッグビジネス〟の経営者や所有者であった。彼らの主な業務は金銭の出納だった。

しかし、「町会所設置案」をみると、地主は座人に任命されることを大変迷惑だと考えていた。というのは、不動産収入によって生計を立てている地主はともかく、商売を営んでいる者は、忙しいので就任を断る情勢となっていたのである。また、町会所の設立準備の段階で、座人の候補者を名主たちと御用達たちが調整すべきところだったが、御用達たちは幕府の勘定方をバックとする有力商人なので名主たちの自由にはならず、また、名主は町のトップだから個々の商家に赴くようなことはしなかった。そうした事情もあって、町会所がオープンする前に双方が相談して意見を一致させられる見込みは薄かった。

そこで、実務に精通した家主6人（原文では「奇特な家守《やもり》」と記している）を座人たちの部下として座人手付に任命し、この者たちに実務を担当させることになった。町会所はすんなりとスタートを切れたわけではなかったのである。

寛政5年7月になると、給付の実務面をさらにテコ入れするために、町々の代表であり、かつ、町政の実務家としての肝煎名主から6人が町会所年番肝煎名主に任命された。積金の受理のほか、町々への指示や通達を担当した。

江戸の名主のなかでも実務に精通し、人物も確かな肝煎名主たち一同に、当分の間、「町会所定掛」を命じ、その内から6人を年番（1年交代）で勤務させることになったからである。6人は3人ずつ、それぞれ南北町奉行所の担当とされた。町会所年番肝煎名主は「年番肝煎名主」ないしは「町会所定懸《じょうがかり》肝煎名主年番」とも呼ばれた。ただし、任命される者と勤務内容は、その都度指示するというもので、中には町会所での「年番」が勤続10年に及んだ例もあった。

この肝煎名主とは、〝八百八町〟といわれた江戸の町々を支配する多数の名主たちが組織した23の名主組合それぞれの上席に、寛政2年以降、2~3名を配置したのである。名主組合には、一番組から二十一番組と番外の吉原と品川があった。

なお、正徳3年（1713）の時点では江戸の町数は933町、そして、七分積金の制度創設直前の寛政2年時点の名主は230人であった。享和2年の臨時御救の受給者のあった町は1555町にものぼっていた。これには支給対象者のなかった町の数は含まれていないが、同年7月の調査では、江戸の総町は1864町と町年寄が報告している。

つまり、肝煎名主には、多数の〝一般〟名主の指導や各組の統括が期待されており、実務に精通し、人物も確かな名主が任命されたのである。一方、名主は平常時から配下の家主などを通じて町内の住民たちの家族構成や職業、収入状況などをきめ細かく把握していた。それゆえ、御救の実施にあたって対象者を短時間のうちに把握して、彼らに銭や米をすばやく給付するには、名主、家主の実務能力がモノをいったのであった。

なお、寛政5年10月に作成された「町会所勤《つとめ》方《かた》置《おき》証文《しょうもん》」、今なら「町会所の運営マニュアル」ないし「勤務規程」に相当する文書には、「町会所には勘定所と町奉行所の与力・同心が常駐するが、〝公儀御役所〟ではなく名称のとおり町方の役所なので、役人たちは、そのことをわきまえなければならない」と記されているが、実際は勘定奉行と町奉行の指揮・監督を受けていた。また、わざわざ、そうした規定を置くこと自体、実体は規定とは逆の現象が頻発していたことを想像させる。むしろ、享和2年をはじめとする臨時御救が、将軍の「御憐愍《ごれんみん》之《の》御趣意《ごしゅい》」によって命じられた形式になっていることも、町会所は幕府の指揮監督下にあったことを象徴しているだろう。

町会所スタッフの業務

話は飛ぶが、享和3年（1803）の麻疹《はしか》関連の御救が終了した翌月、町会所で御救の米や銭の給付に従事した関係者に「御褒美」が与えられた。8月3日のことである。

御褒美の上申書は、町会所に詰めている勘定方の役人と町方与力が連名で起案し、南北町奉行と勘定奉行の3人が承認の上、老中・松平伊豆守信明に提出された。この上申書には、勘定所御用達や町会所年番肝煎名主たちが、御救の米や銭の膨大で複雑な給付業務を、粉骨砕身しながらスピード感を持って処理していく様子を具体的に描いている。町会所のスタッフたちの業務分担や事務処理を把握するにはまたとない史料である。

御褒美は、町会所のスタッフの内、勘定所御用達10名には、勘定所において勘定奉行の立会いのもとで南町奉行から沙汰があり、1人に銀3枚ずつ、町会所年番肝煎名主6名には南町奉行所で同じく銀3枚ずつ、座人13人には町会所で金2両とともに金300疋（金100疋は金1分、銭1貫文に相当）が与えられている。

同時に、御用達の手代たちにはまとめて金15両、そのほか町会所に勤務する家主である手代たちには金100疋ずつ、書役たちには南鐐二朱判1枚ずつ（1両の8分の1）、そのほか門番、小使にも行き渡った。

勘定所御用達とその手代　上申書では、まず、勘定所御用達たちの働きぶりが紹介される。今回の御救の米と銭は膨大な金額に上ったが、御用達たちは業務に精を出し、1日に3から4人、時には10人総出で早朝から勤務したので御褒美を与えても差し支えない、という書き方である。

先ほど紹介した「町会所勤方置証文」では、常駐する勘定所と町方の役人をはじめ勘定所御用達やその他のスタッフの勤務時間は朝四ツ時（午前10時）から八ツ時（午後2時）だったから、町会所の正門が開かれる朝六ツ時（午前6時）から仕事を始めたとすれば、少なくとも1日4時間の超過勤務をしたことになる。多忙な札差や両替屋の経営者である御用達が、そのような勤務をすること自体、当時の感覚では表彰に値したのであった。

また、御用達の手代たちの功績も述べている。昨年の「風邪流行」の際は名主たちには金で渡し、彼らがそれを銭に両替して対象者一人ひとりに給付したが、今回は米・銭で支給することに改めた。しかも、米を舂《つ》く職人たちも麻疹に罹って米を舂く者がいなくなってしまった。米を支給できなくなってからは、その分も銭に代えて、対象者1件ずつに配るように家主たちに渡したので、ことのほか混乱し、手数もかかった。

そのため、手代たちは毎日、早朝から暮れ過ぎまで、少しの休憩もなく、勤務に精を出したので、円滑に給付が行き渡ることになった。その上、総決算も早期に終えるなど大変骨を折った、と述べている。この「暮れ過ぎ」というのは、少なくとも正門の閉まる午後6時は過ぎていただろう。

町会所年番肝煎名主　町会所の年番肝煎名主については、当初から江戸総町に発する通達の起案・実施などに懸命に取り組んでいた。江戸の町役人の組織を実質的に動かしていたわけである。そして、彼らも早朝から6人総出で町会所に詰め、提出された申請書類の審査にも従事した。

というのは、申請書の審査を主に担当していたのは、次に述べる座人だったが、名主たちの申請のなかには、本人が申告するほどの病状でないケースや、申請する名主の誤解で給付対象者としては相応しくない者が含まれる場合が跡を絶たなかったから、怪しいケースのチェックが必要だったのである。

座人たちが審査した書類は、何通かごとに1冊に綴じられており、その1冊1冊を年番肝煎名主たちがチェックし、それを勘定方と町方の役人に報告し、役人たちが逐一最終的なチェックを行った。不適切と認められる申請書は、座人まで差し戻されたが、申請数が膨れ上がるなかで座人たちは最初の段階の審査に手一杯で、不適切なケースのチェックまでは説明を受けてもなかなか難しかった。

しかし肝煎名主たちは、もともと都市行政の万端に手慣れた名主のなかでも〝エース級〟だったので、対象外のケースが名主たちから持ち込まれると、名主たちに制度を説明して理解させ、納得させた上で申請を取り下げさせるなど、大きく貢献したのであった。また、それぞれが支配する町々については代わりの者に処理させるなど、努力も惜しまなかった。

座人 4月中旬以降、御救の申請が日増しに増加し、600件を上回る日もあった。未明から出願者（名主）が来所して混雑したので、座人たちは日々総出で審査に当たり、書類の不明な点については家主たちに逐一問い合わせた。町会所に登録してある名主の印影を、申請書に押された名主の印と一つひとつ照合したほか、給付件数なども集計した。

特に座人の業務は手間がかかるので、未明から暮れ過ぎまで休む間もなく業務に出精し、円滑な御救の実施に貢献した、としている。

その他スタッフ 町会所に常に詰めている手代（座人手付）、月番定手代、居付書役たちは、御救の受取状や、家主に渡す米・銭の数量に関する書類、その他急ぎの書類などの文書を、昼夜の別なく収受するなど出精した。また、小使や門番たちも出精した。

こうしてみると、年番肝煎名主は御救制度や給付実務の根幹部分に位置していたといってもよいだろう。勘定所御用達とその手代は、主に米と銭の出納に携わっていたが、座人たちが受け付けて一定の処理をした個々の申請について、支給基準に合致するか否かといった判断業務や、それに基づく名主たちとのさまざまな調整や錯誤の是正などを判断・処理していたのは年番肝煎名主たちだった。もちろん事実上の上司であった町奉行所と勘定所から派遣されている役人たちとの調整も行っていた。

それだからこそ、勘定奉行や町奉行の指揮・命令を、江戸の町々に通達する発信者は、次の章で詳しく述べるように、多くの場合、年番肝煎名主だったわけである。先ほど紹介したように、享和2年の臨時の御救において、対象となる其日稼の類型を通達したのも年番肝煎名主の田中市郎次と平野甚四郎であった。

3　江戸の都市行政組織と町会所

町奉行・町年寄・名主・家主のシステム

御救では、「臨時」「定式」ともに、江戸町会所のほか町奉行（町奉行所）や名主がたびたび登場する。町会所は、七分積金の制度の創設に伴って設立されたが、町々とそれを支配する名主は、天正18年（１５９０）に徳川家康が江戸入りした直後からの系譜を持つ江戸の都市行政の実施機関であり、かつ、江戸町人の自治的組織の基盤でもあった。

江戸の町人や町人居住地である町地を支配していたのが南北の町奉行で、町人側の都市行政機構のトップにあったのが奈良屋、樽、喜多村の町年寄で世襲であった。町奉行の命令や通達などを、江戸のすべての町に、伝達・執行するのが町年寄である（図表３－４）。ただし、後述のように、町会所の運営からは外れていた。

町年寄は町奉行所の下部組織として、御触などの周知や実施、町奉行所が命じた調査や、

図表3-4　江戸の都市行政と商工行政のシステム

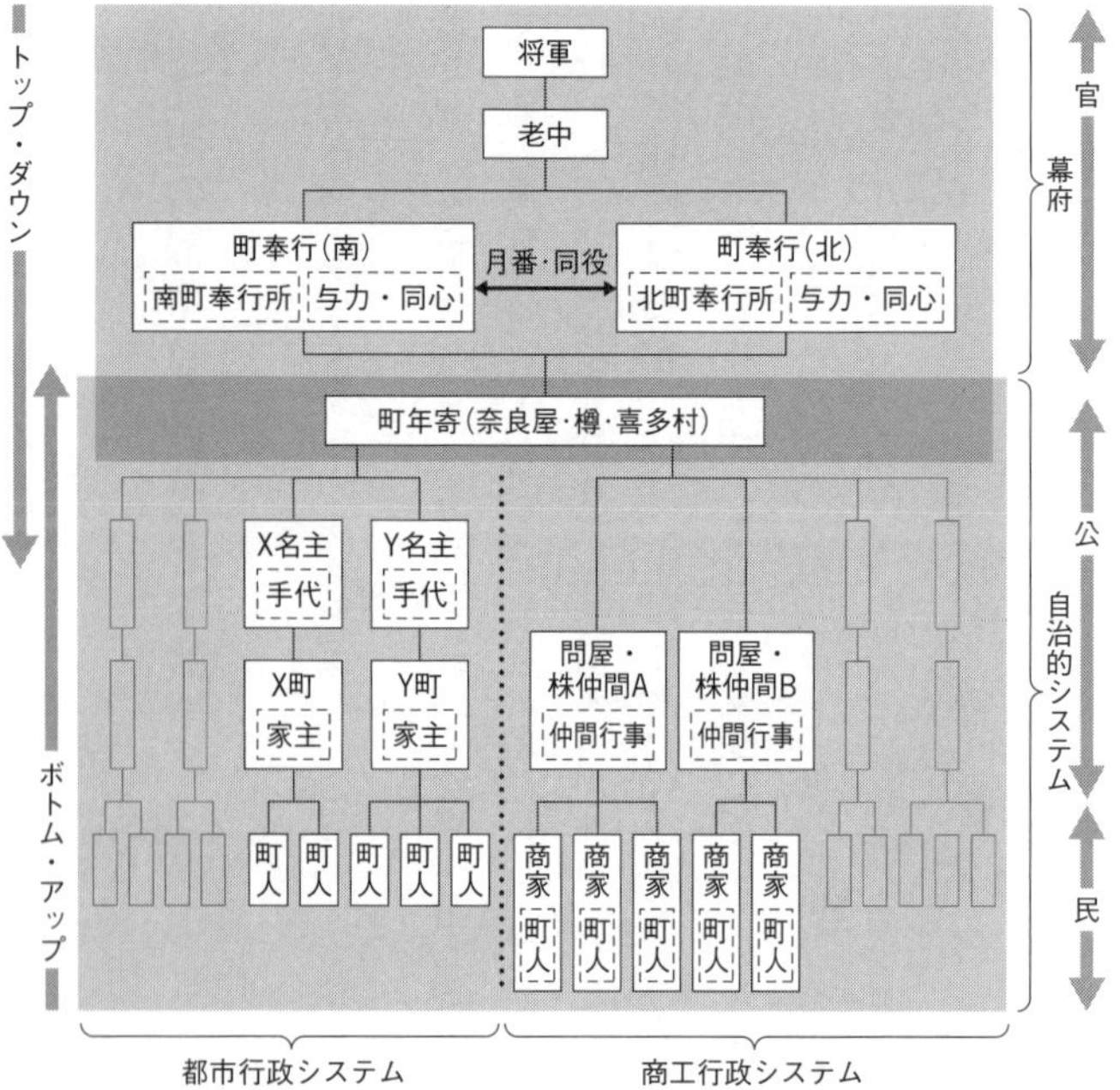

意見照会への回答、市中の土地の地割、人別の集計、公役の徴収などを、配下の名主以下の町役人組織を用いながら行っていた。米や金・銀・銭の相場動向の調査・報告もあった。

また、商工業者が組織する問屋や株仲間などの支配も行い、町人側として業種別の商工行政を取りまとめる役割も担っていた。各町に居住する町人のほとんどは家業として商売を行っていたから、町人を支配するには、居住地別と業種別の〝縦糸と横糸の関係〟で統括することが合理的だったのである。

町年寄は、幕府による町人の間接支配を行う機関であった一方で、江戸町人の自治的活動の頂点に立っていた。各町の名主の任免、資金の貸付、町人の諸願の調査、民事訴訟の調停のほか、江戸町人の意見・要望などを町奉行に伝えて実現を図る機能も持っていた。

江戸時代の町は、一定の区域、所属する町人とともに、事務を行う「書役」などのスタッフを持つ組織で、公法人的な性格を持っていた。そのトップが名主であった。当時の町は、現在の東京23特別区や市町村といった基礎的な地方公共団体に近いイメージだが、町人どうしの示談や調停といった司法的な機能も持っていた。

町触の伝達や徹底、人別改（戸籍調査や人口調査）、防火・消防、町年寄に指示された各種の調査、町奉行所への訴訟や諸届への承認（奥印）、沽券（土地の家屋敷の売買契約書で、価格も記載された）などの文書の検閲・承認、現在の地方税と共通する町入用の徴収と納入、水道の管理などのほか、簡単な民事訴訟や祭礼まで行い、現代の市区町村よりも広い権限を持つ自治組織だった。名主は、町の代表者で世襲されたが、実際には相撲の年寄株のように売買された。

名主には4種類があった。家康の江戸入り当時からの名主が「草創名主《くさわけ》」、寛永期（1624～44）までにできていた古町《こちょう》を支配するのが「古町名主」で、年頭に江戸城で将軍への拝謁が許されていた。このほか、町並地（町奉行・代官両支配地）は「平名主《ひら》」、寺社門前町は「門前名主《もんぜん》」がそれぞれ支配した。

江戸の拡大に伴い町も増えたので、名主の組合（市長会のような団体）が生まれ、享保7年（1722）には一番から十七番までの名主組合が結成された。各名主組合には組合の事務などを処理するため、1年ごとの当番の名主（年番名主）を定めた。その後、名主組合は23組になり、寛政2年（1790）からは、それぞれの名主組合を取りまとめる肝煎名主が2名から3名置かれた。

名主の配下にあったのが家主で、大家《おおや》、家守とも呼ばれた。家主は、①地主の委任を受けて、その土地に居住する地借《じがり》や店借《たながり》たちに地主の差配を及ぼすとともに、②彼らに対して、所属する町の名主等からの公的な指示、命令、取締、調査、身元調査や福祉などを実施・徹底させる役割も担っていた。御救の実施にあたっては、現代のケースワーカーに相当する仕

事もこなしていた

家主は、五人組を結成し、相互に連絡を取りながら、当番の月行事《がちぎょうじ》が実務を処理した。御救の実施に際しては、名主が不在となっている町の支配も行っている。それが、職能団体としての家主の集団であった。このように、江戸の家主五人組は、江戸町政の最前線で、さまざまな業務を円滑に処理するための組織で、幕府が全国の農村に相互監視のために組織させた五人組とは異なる。

町年寄・名主・家主から構成される江戸の町役人の組織は、都市活動や人々の生活の幅広い分野に関して、高い自治的能力を持った公的組織として機能していた。

官（幕府）と民（町人）のいずれでもなく、その間にあって、町地に居住する者にとっての公共性や公益、すなわち「公《おおやけ》」を実現していたのが、この自治的組織であった。それゆえ、幕府はこれらを尊重し、其日稼の人々の救済も含め、さまざまな政策実現のために活用した。こうした自治的システムによる都市経営は、各地の幕府直轄都市や諸大名の城下町経営でも共通していた。

幕府による江戸の支配は、幕末の場合、旗本が就任する南北町奉行と、その配下の３３０

人の与力・同心たちが行っていたが、町年寄・名主・家主によって構成されていた江戸の都市行政機構があってはじめて数十万人の町方の住民を支配することが可能だった。

ところで、これまで述べてきた「町人」とは、地主や家持階級を指す。借りた土地に建てた家に住む地借、賃貸に住む店借は、当時の法制上は町人ではなかった。

町人は、現在の地方税にあたる公役銀や町入用の納入などの義務を負う一方で、公事訴訟の出訴権を持っていた。七分積金を毎月定額で積み立てるのも町を単位とした町人であった。しかし、地借や店借、裏店に住む人々には義務もないかわりに権利もなかった。落語に登場するハチやクマなど、裏店の住人は町人ではなかったのである。其日稼の人々はこうした人々だった。

したがって、裏店の人々がなにか問題を起こして民事ないし刑事の裁判に係わるときには、彼らを支配する名主や家主（大家）のつき添いが必要であった。当時、「大家といえば親も同然、店子といえば子も同然」といわれたが、それは血縁関係ではなく、こうした法的関係を象徴していたのである。

所得の再分配とともに〝消費税〟の性格もあった七分積金

こうしてみると、七分積金を負担していたのが江戸の地主＝町人であった一方で、その原資の一部には地借・店借から徴収する地代・家賃が充てられていたことが改めてみえてくる。ということは、七分積金には、富裕（有徳）層を含む町人から、困窮した人々への所得ないし財の再分配の機能が備わっていただけでなく、長屋に居住する其日稼の人々は、直接の負担はしないものの、間接的に七分積金を納めていたことにもなる。七分積金には、現代の〝消費税〟の性格もあったわけである。

というのは、七分積金の制度は、地借・店借に町入用の負担がなかった当時、彼らから広く薄くではあるが、救済事業の財源を間接的に徴収するシステムになっていた。これは、現在の消費税と似た形のものだったといえるだろう。

こうしたスキームが作られた背景には、幕府の財政難も影響していたとみられる。幕府の七分積金への出資は、先ほど述べたように、寛政４年と11年の計２万両であったのに対して、たとえば安政２年（１８５５）時点での七分積金の残高は金46万２４００両で、このほかに貸付金や籾があるなど、事業のほとんどが地主の納めた積金によってまかなわれていた。

町会所の組織……名主と家主を活用

こうした町奉行―町年寄―名主―家主の機構は、江戸時代の初期から発展してきた。それに、勘定所御用達を運営のトップに据えた町会所という新たな機関を加えたことは、従来の江戸の都市行政機構の指揮命令系統とは別系統の組織を加えたといってもよいだろう（図表3―5）。

そして、町奉行と勘定奉行の意思は、勘定所御用達や、地主から任命した座人、年番の肝煎名主たちに伝えられる仕組みであった。そこでは、江戸の町人組織のトップに位置する町年寄は関与する形にはなっておらず、その点も町会所の特徴の1つとなっている。

しかし、都市行政のプロとしての名主や家主は、必要とする者に必要な給付をきめこまかく実現する上では不可欠であった。それゆえ、都市行政の〝プロ中のプロ〟で多数の名主への指導的立場にある肝煎名主と、その補佐をする家主から任命される座人手付が、町会所の

図表3-5　幕府・江戸町会所・町役人の関係

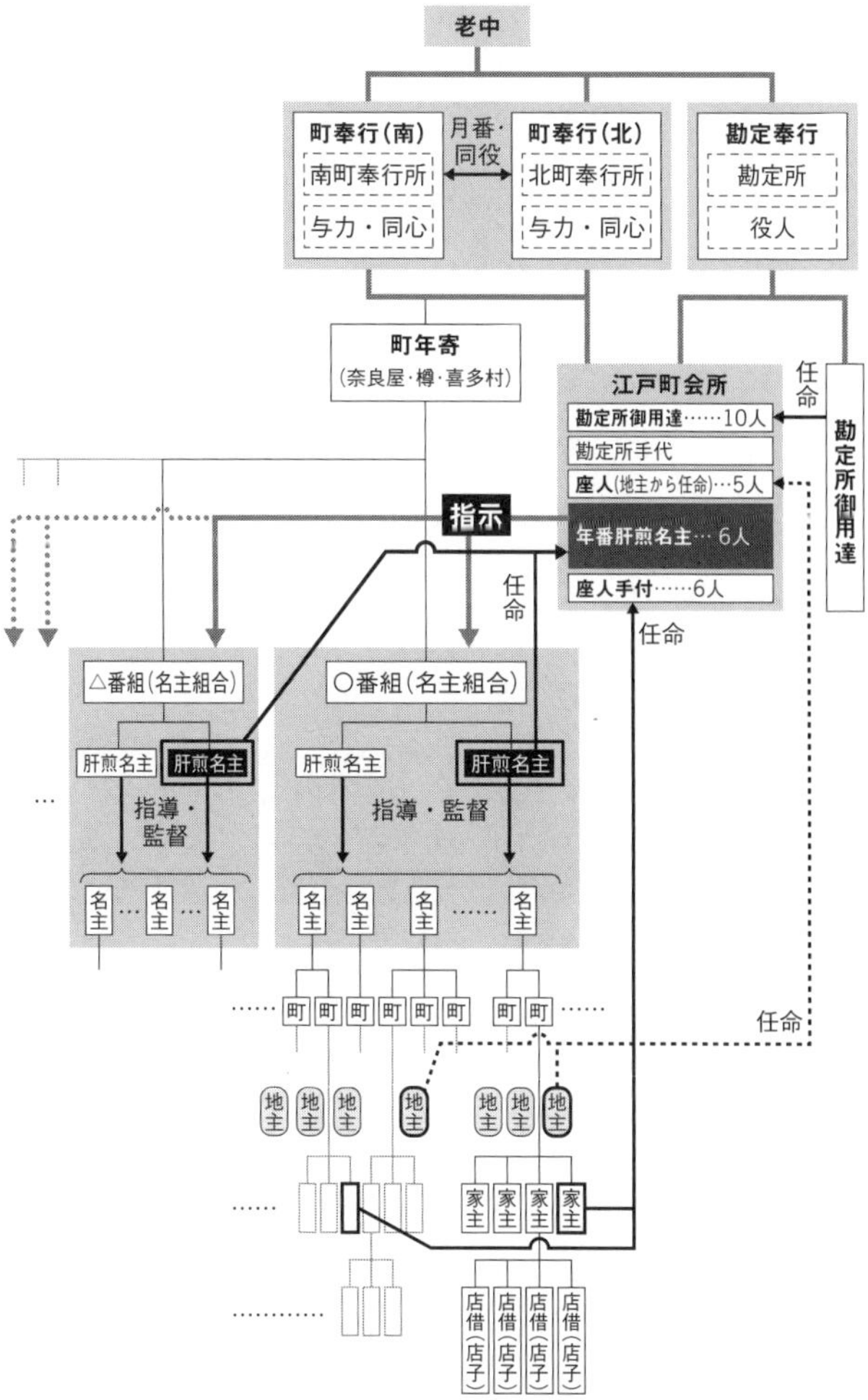

運営に加えられたといってよい。彼らを活用することによって、従前機能してきた都市行政の実務処理の体制を、そのままの形で町会所に内部化したのであった。

名主の勤務評定と肝煎名主の任命

七分積金の創設に先立つ寛政2年（1790）8月7日、老中・松平定信から南町奉行・池田筑後守長恵《ながしげ》に直々に指示が下された。前月の29日に池田が提出した案を見た定信が、「これは大変良いので、その通りに実施せよ」というものである。

この案とは、名主の管理強化と職務遂行力を高めるもので、2つの部分からなっていた。1つ目は、芝・田町の名主・徳三郎ほか4人の名主を解任し、後任には真面目で仕事のできる者を任命するというものである。相撲の親方の株のように、当時は名主株の売買もあったが、世襲が原則だったので、これは異例中の異例だった。

実は2月に、定信から「好ましくない名主がいるそうだ」といわれた池田は、その日のうちに町奉行所の定廻《じょうまわり》の同心に調査を指示していた。調査の結果、不良名主の代表格は、芝・田町の9つの町など計13町の名主を兼務していた徳三郎と判明した。地元の酒商・松屋伊助と共謀し、支配する13町の家主たちから無理やり2両ずつを強制的に集めていた。名主が現在の23区の区長とすれば、家主は区役所職員に近いので、〝上役〟には逆らえなかった。1つの町には家主が30人ほどいたので、1町で金50〜60両、13町になると金700両にもなって、徳三郎らは豪遊三昧。当然、関係の町々が蒙った損害は著しかった。

深川・奥川町の名主・平兵衛も悪質だった。水運が盛んな土地柄もあって、船を担保にした高利金融で荒稼ぎしたうえ、原文でいう「無理・非道な厳しい取立」で、関係者は大変迷惑していた。いずれも、〝クビ〟になって当然の連中だった。

もう一つは、名主組合ごとに「肝煎名主」を新設する案だった。この案によれば、当時、江戸の名主は260人おり、一番組から二十一番組と番外2組の計23組のいずれかの名主組合に属していた。

案のポイントは、260人の〝一般〟名主の上に肝煎というポストを新設して、正直で仕事のできる名主を各組から2〜3人ずつ選んで、それに充てるという内容だった。新設の肝煎名主により、組内の一般名主たちへの指導監督を徹底させるためである。また、「世話掛名主の設置と名主の人物評定」（小林信也）によれば、町奉行所に持ち込まれていた多様な訴訟類（公事出入）を、肝煎名主が主導して名主が処理（内済）することにより、町奉行所と町人それぞれの負担を減らす狙いもあった。

そのためにも、徳三郎や平兵衛は別にしても、２６０人の名主たちの品行や職務遂行力を一定水準に高めておく必要があった。

こうした経緯を経て、10月になると、47人の肝煎名主が正式に発令されている。この発令に先立って候補者47人の人物風聞、今なら〝勤務評定〟ないし〝業績評価〟を書類にして定信に提出していた。定信もこの問題を重視していたとみられる。

勤務評定は「上・中・下」の三段階。評定者は町奉行所の役人２人と町年寄２人の４人で、評定には詳細で具体的な基準があった（図表３－６）。

たとえば、「真面目で正直に職務に精励し、公務を適切に処理できる者」は、文句なく「上之部」とされた。しかし、「真面目で正直だが、公務を適切に処理できるとはいえない者」や「通常は勤務に精励し、公務も心得ているが、酒の上で問題のある者」になると、「中之部」とされた。「不品行なことはないが、仕事をしない者」は「下之部」、「全体的に職務に精励しない者」「近年、品行は改まったが、担当する町を手荒に扱う者」などは、さら

図表3-6 名主の勤務評定

此書付は進達は不致候得共、見合之ため記置。
　但、同心弐組町年寄二組之内ニて左之通相定、上中下之善悪相分り候事。

上之部
一、実体ニて年来役義出精致相勤、御用向も弁候者。
一、何ヶ年来実体相勤、此節老病ニて引込罷在候者。
一、年若ニては候得共、実体成者ニて出精致相励、御用向相弁候者。
中之部
一、実体ニ候得共、御用向弁候者ニは無之もの。
一、実体ニは候得共、出精致相勤候と申程ニは無之者。
一、前々は不身持成趣ニ候処、近年取〆、右体之義無之、御用向出精相勤候者。
一、出精相勤御用向も弁候得共、病身ニて度々引込候もの。
一、年若ニて実体成者ニ候得共、御用向弁候者ニは無之もの。
一、実体成者ニ候得共、場所ニて御用向取扱少く、弁候と申ニは無之者。
一、不身持成義無之勤向平生出精致、御用向も弁候得共、酒之上ニて不宜もの。
下之部
一、不身持成義は無之候得共、不勤成もの。
一、前々は少々不身持ニ候由、近年取〆、右体之義無之候得共、御用向致出精相勤候と申ニは無之もの。
一、病身ニて度々引込候由、一体は実体成者ニ候得共、御用向弁兼候者。
下部
一、一体不勤成もの。
一、前々不身持ニて、近頃は右体之義無之候得共、支配内手荒取極候者。
一、前々不身持ニて、近年右体之義は無之候得共、不勤者。
末ツ
　十月六日
　　名主支配替并御褒美被下并肝煎名主被仰付。
類集撰要四十九

図表3-7　肝煎名主候補の業績評価

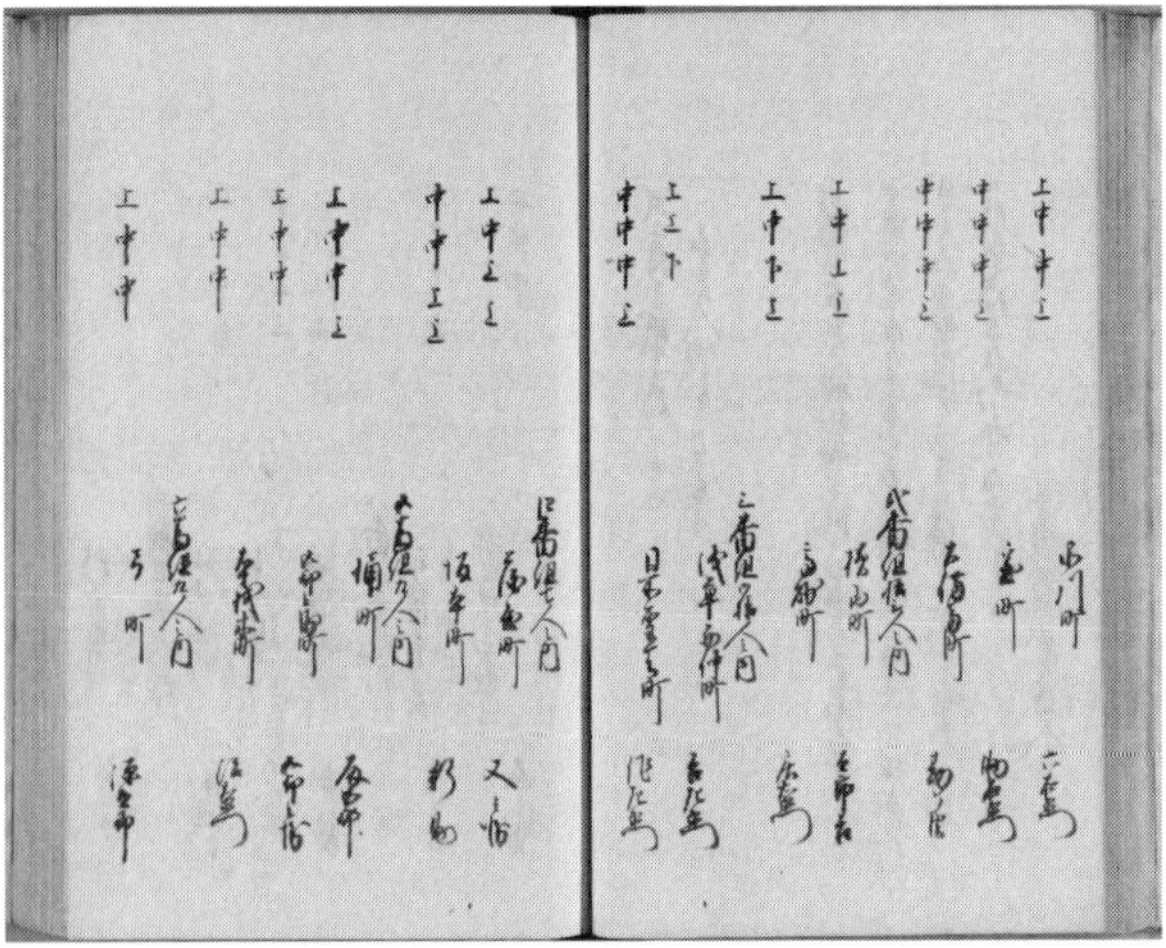

出典：類集撰要［49］名主　身分・勤方・肝煎（国立国会図書館デジタルコレクション）

に低い「下部」の評価だった。

　肝煎の任命では、仕事ができるだけでなく、日頃の生活態度も判断基準になっていた。評定者４人の全員が「上」を付けた「オール上」もいたが、多くは平均「中」以上で、「下」の評価を受けた者もいた。

「下」を付けられるような名主が実在したのも驚きだが、人材難は昔も変わらなかったのだろう。今でいえば、〝成果主義〟も人材難には敵わなかったことになる。

　とはいえ、こうした措置によって名主の職務遂行力が向上したことは確かだった。そうした取り組みが、御救の迅速で円滑な給付を支えていたのであった。

この肝煎名主の制度は、天保2年(1831)12月に「世話掛名主」の制度に変わっている。権限を持った肝煎名主が、役威をカサに権威を振りかざしたり、身を持ち崩したりするようになり、文政6年(1823)には欠員の補充が取り止めになるなど、問題化していたからである。そうした経緯もあって、北町奉行・榊原主計頭《かずえのかみ》忠之の提案により、天保2年12月に肝煎名主のスクラップ・アンド・ビルドにより任期1年の世話掛名主32人が任命されている。23の名主組合それぞれに古参で勤務成績の良い名主から2、3人を選び、その他の名主を管理・指導することとなった。ただし、当初は名称もなかったが、翌年からは世話掛名主と称されるようになっている(小林信也「世話掛名主の設置と名主の人物評定」)。

第1号は梅毒患者……定式の窮民御救

この章では、パンデミックに際しての臨時の御救に焦点を当てているが、町会所による窮民救済では、臨時の御救とともに「定式の窮民御救」、すなわち平時の窮民救済事業が幅広く展開されていた。七分積金が創設された寛政3年(1791)12月29日に、勘定奉行の立ち会いのもとに南町奉行が江戸各町の名主や地主、家主それぞれの代表者たちを集めて申し渡した書類には、地主階層から細民までのセーフティネットを作ることが制度の目的の1つだと記されている。

地主には、彼らが立ち行かなくなるような災害などの際には、迅速に資金の貸付や交付を行うと書かれている。店借層に向けては、身寄りのない高齢者や子供が食うに困るようなときには、調査の上、手当てを支給するとしている。

そして、寛政4年（1792）5月21日、七分積金を原資にした窮民救済の手続が町奉行から名主や家主に通達された。救済の対象は、①高齢（おおむね70歳以上）で身体が不自由で身寄りがない、②幼年（おおむね10歳以下）で父母に別れ面倒を見る者がない、③若くても貧困で長病《ながわずらい》に罹っていて面倒を見る者がいない、といった者となっていた。

この条件に該当する者が町内にいれば、名主・家主が事実を把握した上で、名主の証明書を家主が町会所に持参して「手当」を請求して受け取ることとされ、必要書類の書式も準備されていた。この実務にあたっていた家主は、現在のソーシャルワーカーと同様の役割を果たしていたわけであった。

七分積金の創設が寛政３年12月、町会所と籾蔵が竣工したのが翌４年３月、５月21日に、町会所積金による救済制度の運用が始まり、息つく間もなく27日から申し込みと「手当」の支給も始まった。それだけ幕府は窮民救済を急いでいたのであった。

支給が始まって数日後の６月２日になると、南北町奉行と勘定奉行たちの評議によって給付基準も作られ、翌日から世帯人員が１名なら銭２貫文、２人なら銭３貫文、３人は銭４貫５００文、４人も同じ、５人は銭５貫文となった（６月２日以前の支給額は、世帯人員が１名なら銭１貫５００文、２人なら銭２貫文、３人は銭３貫文、４人も同じ）。

これは、定信が「窮民の状況により、１人に２人分、３人分を給付しても構わない」「まず当面は、１人に２人分を給付して、さらに酷い状況のものには２人半分から３人分を給付してもよい」と増額を指示したからであった。その後、詳細な給付基準が作られ、一例を挙げると「壮年の独身もの（単身者）30日以下伏病すれば定例を以て給す」として、この場合は１人に10日分の白米５升と銭１貫６００文を支給した。

こうして七分積金による御救の初めての給付が５月27日から６月９日までの13日間にわたって行われた。この一連の給付については、家主から名主を経て町会所に提出された〝生活保護申請〟に1件ごとに記載されており、対象者を管轄する名主名と町名、家主、支給金額、受給者の名前・年齢とともに、簡潔明瞭な支給理由が共通して並ぶ〝支給者リスト〟にもなっている。そして、給付の終了した6月13日の翌14日、北町奉行・小田切土佐守直年が定信のところに袋に入れて直接持参して報告している。それによれば、銭398貫500文（金1両の交換レートが銭5貫400文だったので金73両3分に相当）が146世帯（軒）の295人に給付されたとなっている。

このうち、初日の27日には、6世帯（軒）の8人に給付が行われた。その最初に記されていたのは、銭2貫文が支給された「くら」（82歳）と孫の「いわ」（37歳）の2人家族であった。2人は、名主・源三郎が支配する小石川上富坂町の文四郎の貸家に居住していたが、支給理由は「右之者共《ども》同居ニて、いわ儀久々瘡毒相煩、困窮致し、見継可遣ものも無之旨申立候」、つまり、右の者たちは同居で、「いわ」は長期にわたって梅毒を患って困窮しており、面倒を見る者がいない、と簡単に記されている。

高齢の祖母を養っていた働き盛りの孫娘が梅毒で動けない、ということで、1人分2貫文の支給になったのだろう。「いわ」の詳しい病状は不明だが、相当重い状態だったといえるだろう。七分積金の給付第1号が梅毒患者であった点は、感染症と御救の関係を象徴しているようにもみえる。

なお、支給理由に「瘡毒」が記されている例は、この他に3件あった。6月朔日の支給分には、名主・惣左衛門が支配する牛込払方町の伊兵衛の貸家に住む「半五郎」（44歳）、妻「きよ」（35歳）、娘「いわ」（8歳）の一家3人も銭3貫文を支給された。「半五郎が昨年11月から瘡毒を患って困窮し、面倒をみる者がいない」という理由だった。

6月4日には、名主・孫右衛門が支配する神明町の源次の貸家に住む「孫兵衛」（33歳）、母「かね」（66歳）、弟「伊助」（25歳）の3人家族が銭4貫500文を支給された。世帯主の「孫兵衛」は当春より湿瘡《しっそう》（疥癬《かいせん》）を患い、弟の伊助は「3年以上前より瘡毒」となっていたためである。

翌日は、名主・茂兵衛が支配する南槇町の五兵衛門の貸家に住む「了心」という道心者（74歳）が銭2貫文を支給された。「老衰で困窮しているが、瘡毒の32歳の息子は小石川養生所に入っている」、という理由だった。梅毒患者が小石川養生所に〝入院〟していたわけである。

ここに登場する4人の梅毒患者は、20代から40代、前年11月から瘡毒を患っていた半五郎を除くと、いずれも長期にわたっており、梅毒の末期状態にあったと判断できる。それだからこそ、御救の対象になった。

その他の支給理由では、老衰、病気、怪我とそれらの組み合わせのほか、単身で身寄りがない、扶養家族が多い、といった理由で困窮していることが並んでいる。

その一方、この町会所積金による窮民救済の通達を出す段階で、直接給付の弱点は認識されていた。「普段から稼ぎに精を出さないがゆえに家族を扶養できない者を、病気と称して申請することはあってはならない。もし、そのような者があれば町役人たちが協力して〝指導〟せよ！」と言うことも忘れてはいない。

こうした目配りは、今でいう〝生活保護〟を真に必要とする者に、必要な分だけ確実に支給するための仕組みであった。「大家＝家主といえば親も同然」なので、家主やそれを監督する名主に〝生活保護〟を行うかどうかの実質的な決定権を与えたのであった。

第 4 章

想定外が続いたパンデミック対策

——次々に遭遇したインフルエンザ・麻疹・コレラの流行

1　スタンダードになった享和2年の臨時御救

いつもスピード重視

第3章では、江戸で感染症が大流行した際に、幕府が行った臨時御救《おすくい》（救済事業）の仕組み、システムの全体像に焦点を当てた。

しかし、制度を作っても、それを実施に移す場面で、思わぬトラブルや想定外の事態に見舞われることは現代でも珍しくない。むしろ、そうした想定外に、どれだけ迅速に対応できたか、あるいは、トップから現場の責任者にいたるまで、どの程度の幅を持った意思決定ができたかによって、結果は異なってくる。実は、こうした点については、この本で扱っている御救についても同様だった。

この章では、享和2年（1802）に江戸でインフルエンザのパンデミックが発生した際の臨時御救や、翌年の麻疹《はしか》大流行の際の御救などを中心に、御救のプロセスや直面した困難などについて掘り下げていきたい。

たびたび登場する『武江年表』でも、「二月より四月に至り、風邪流行。賤民へ御救《すくひ》米銭を下し給ふ（俗にお七風と云。八百屋お七の小唄はやりし故也）」と記されている。この時は、3月17日に町会所による臨時救済の実施が決定され、当初は翌日から22日までに給付対象者の調査・把握と銭の支給が行われた。これを実施する法令（通達）は、幕府の法令集である『御触書天保集成』にも掲載されており、以後、感染症の流行にあたっての救済事業の前例となっている。また、これを江戸の町に施行するための町触も、『御触書天保集成』とほぼ同じ内容のものが、3月17日付で発せられている。

町会所による現金給付では、金（小判や南鐐二朱判）で貯蓄・運用されていたものを各町の名主を経由して支払い、そこで銭に両替して人々に渡す方法が取られた。其日稼《そのひかせぎ》の人々の生活資金のような少額取引では銭が用いられていたからである。そのため、当時の記録（決算も含む）では「一、金壱万弐千三百弐拾壱両弐朱、此銭八万千三百拾九貫四百弐拾四文両、但、金壱両ニ付銭六貫六百文替之積」というように、金（小判も通用していたが南鐐二朱判が多かった）と銭の交換比率が必ず記載されていた。

町々が積金を町会所に持参する際も、町会所が貯蓄や運用する場合も〝金建て〟で行われていたのである。しかし、当時通用していた金・銀（丁銀や豆板銀）・銭の三種類の通貨は、相互に変動相場で取引・交換されていたので、交換比率の標記は重要だった。

22日までに当初の給付が完了したとはいえ、初めての取り組みだったこともあり、調査漏れ、支給漏れが生じていた。そのため、後ほど詳しく述べるように、24日から27日までの間に追加分が支給されたほか、すでに給付済みになっている額の過不足の調整、さらなる追加支給なども行われた。最終的には、1555カ町の4歳以上の28万8441人に、金1万992両（銭換算で7万3094貫800文余／金1両に付き、平均銭6貫647文）が支給されて終了している。

この人数は、第3章でも述べたように、当時の江戸の町方人口の半分に迫るボリュームであった。これだけの規模に対して、3月17日の臨時救済の決定を経て、18日から23日までの6日間で申請と給付を済ませ、抜け落ちた分も含めると29日までに残らず交付している。救済の決定日から漏れ分も含めた給付終了までは12日あまりと、スピードが重視されていた。このスピード重視は、決算の確定が4月中、それが幕府に報告されたのが5月16日という点にも表れている。

幕府のスタンス……将軍の仁政の実現

このように、享和2年の臨時の御救は、大規模な給付を短期間のうちに処理したことが特徴だが、その背景にあった幕府の狙い、発想はどのようなものであったのだろうか。

この御救を実施する法令と、それを受けて発せられた同様の内容からなる江戸の町触では、臨時の御救の目的、意義が明示されていたのが特徴である。「最近、風邪が流行し、其日稼の者たちが特に難儀していることから、〝御憐愍之御趣意《ごれんみんのごしゅい》を以、御救筋之儀被仰出候〟、つまり〝御憐愍之御趣意〟によって御救を実施するように将軍が仰せ出された」と、将軍の仁政によって御救が実施されることが宣言されている。また、町会所に勤務する年番肝煎名主たちには、「対象地域も広く、対象人員も多数なので、漏れなく給付が行き届くようにするため」に、同じ命令・通達が異なるルートから伝わることもあると断っている。

そして、給付の対象者として棒手振《ぼてふり》や日当で家族を養っている職人などが挙げられている。給付対象者の詳細な基準は、第3章で述べたように、町触に伴って出された付属文書に詳細に示されているが、改めて給付の対象と給付額を大まかにみていくと、3歳までの小児を除き、4歳以上の者が対象で、世帯内に「風邪」の病人がいるか否かにかかわらず、単身者は1人銭300文、2人以上で暮らす者は1人銭250文の定額の給付となっている。

実務上、まず課題になるのは、給付対象者の把握とその報告であった。町触に付属した文書には、名主たちには、それぞれが支配する町々で必要となる給付額の調査が命じられ、18日以降、町会所あてに対象者数を提出し、それに照合した現金が名主たちに直接交付される旨が記されていた。そして、受給対象者には銭に両替した上で支給し、もし増減（過不足）があれば後日精算することとされた。

この付属文書でも、特に「これは将軍の御慈悲によって実施されるものであるから、少しの遅滞もなく調書を提出して申請を行い、迅速に銭が行き渡るようにせよ」と、「将軍の御慈悲」と、スピードを強調していた。

さらに、今回の流行とは別に「特に困窮している者については、別途、町会所に申請せよ」となっている。これは、第3章で触れた定式の窮民御救のことを指していた。幕府と町会所は、インフルエンザ流行に伴う臨時の御救と平常の生活支援を、はっきりと区別していたのであった。

しかも、この記述を受けた但し書きでは、今回の臨時御救の受給者調査とともに、困窮者たちも調査せよと指示されている。そして、現在の生活保護に相当する定式の窮民御救で米や銭を受給している者から、今回の御救で支給する分を差し引くことはしない旨が明記されている。併せて、今回、流行のために生活ができなくなって給付を受けている者であっても、定式の窮民御救の申請は妨げないので、早急に調査するよう命じている。

なお、この措置が決定される直前、北町奉行・小田切土佐守直年《なおとし》、南町奉行・根岸肥前守鎮衛《やすもり》、勘定奉行・柳生主膳正《しゅぜんのしょう》久道から老中・松平伊豆守信明《のぶあきら》あての伺があった。そこでは、米価高騰と「風邪」の大流行が重なって其日稼の人々の生活が立ち行かなくなっているため、江戸の町方人口をおよそ50万人とし、その半分の25万人を救済対象と見込んだ上で、所要額を見積もっている。

1人あたりの給付額を150文とすれば銭3万7500貫文（金5681両相当）、200文なら銭5万貫文（金7575両相当）、250文なら銭6万2500貫文（金9469両相当）、300文なら銭7万5000貫文（金1万1363両相当）と並べた上で、いずれも「格別之金高」には及ばないと述べている。

短期間で給付の準備

この町触の付属文書には、御救の申請書類の雛形まで付けられていた。各町の名主が、町内で御救を必要とする其日稼の男女それぞれの人口を簡単に報告する形式で、「右は、私が支配する〇〇カ所の町における其日稼の者（4歳以上）の概数でございます」という文言も入っていた。これに名主が記名、押印の上、町会所あてに提出することになっていた。

さらにこの雛形には、それを作成する上での注意事項が細かく付されていた。御救をスピーディに行うことが可能だった背景をイメージするには、そうした細かな点や具体的な手続き、プロセスについても、少し掘り下げて述べることが効果的であろう。

この注意事項では、まず、「本文の雛形の通り、単身者の人数は分けなくてもよい」ので、「名主1人あたりの支配内における対象者数の概数を調査して提出せよ」としている。

そして、御救の実施が「本日、根岸肥前守様（南町奉行）、柳生主膳正様（勘定奉行）、勘定組頭・岸彦十郎様などの立ち会いの上で、勘定所御用達と年番肝煎名主の一同に対して仰せ渡された」ことを伝えている。

そのうえで、「これは重要事項なので、昼夜の別なく、名主それぞれの支配内について早急に取り調べよ」「提出は明日（18日）から22日（ママ：筆者注）までの朝五ツ時（午前8時ごろ）より八ツ時（午後2時ごろ）までの時間帯に、名主が雛形の通りの形式で提出せよ」と命じている。そこでは「粗末な雑紙でも問題ない」「提出の時に現金を交付するので、受け取る準備も整えて町会所に参集せよ」「夜中の何時でも、それぞれの組合に属する町々を調査せよ」「期限の23日を待たずに、一刻も早く提出することが今回は重要」など、調査から給付までを急がせている。また、「家主が務める月行事《がちぎょうじ》が管轄する町々は、最寄の名主の指示により、手続が行き届くように配慮せよ」と、名主不在の町でも着実な給付が実現するよう命じている。月行事とは、家主五人組のなかから毎月交代で公用を務める当番の家主である。

この臨時の御救の対象になった其日稼の人々の類型は、第3章で述べたとおり、町会所の年番肝煎名主の田中市郎次と平野甚四郎の名前で町々に3月17日付で通達された。

それだけでなく、この類型に基づいて「支配内の町々を早急に調査し、できるだけ速やかに結果を報告せよ」「報告される人数書は町会所・年番肝煎名主の甚四郎に提出せよ」「月行事が管轄している町々は最寄りの名主経由で提出すること」という通達も、同じ3月17日付で発している。

翌18日になると、江戸のすべての年番名主（各名主組合で1年交代により共通の事務を行う）が南町奉行所に呼び出されて、御白洲で御救に関する一連の事務を命じられた。それだけ、幕府は御救の迅速かつ着実な実施に全力を傾けていた。

そうした背景もあって、この日、「昨日、町会所において同所に詰めている年番肝煎名主たちに申し渡しのあったのと同じ内容の通知が、この者たちから町々に達せられる見込みだが、対象地域も広く、対象者も多いので、各名主組合の肝煎名主たちからも、町々の名主たちに申し渡すこと」「洩れなく名主たちへ通知し、遅滞なく措置が行き届くよう対応すること」といった通達も出された。

町会所としては、御救の迅速な実施に向けて、念には念を入れる形で、江戸中の名主たちに周知徹底を図ったわけであった。これらの通達の流れをみると、町会所に年番で勤務している肝煎名主が中心的な役割を果たし、彼らからそれぞれの名主組合の肝煎名主を通じて、個々の名主に達し、そこから家主まで周知徹底される仕組みになっていた。

一方、21日になると、単身者と2人暮らし以上の者それぞれの人数と給付額のほか、町々には金（この場合は二朱判）で交付するため、それを銭に交換するための手数料や一連の事務に必要な「筆墨料」なども見込んだ「御救勘定帳」と、〝受領証〟を兼ねた〝受給者名簿〟（原文では「御救銭当人共銘々請取印形致候人別帳」となっている）の様式が示された。これを通知したのは、各名主組合の肝煎で、報告する者は各番組の名主、報告先は町会所であった。

17日の町触とともに示された調査の雛形は男女別の対象者数だけであった。およその人数を把握して、給付に必要な資金を見込むのが目的だったが、其日稼の一人ひとりに町々を経由して給付を行き渡らせるには、単身者とそれ以外で給付額が異なる以上、17日の雛形では求めなかったそれぞれの人数なども細かく把握する必要があった。

〝受給者名簿〟は、対象者の世帯別に町名と地主名、職業、世帯人員の名前と年齢のほか、最後に、単身者と2人暮らし以上の者それぞれの合計と給付総額を記す様式となっていた。世帯主や名主の押印箇所も指定されていた。また、「此節の風邪流行について、其日稼の4

歳以上の者へ、左記の通り、私ども銘々へ御救を下さいまして有難く存じ奉り、受け取りました」という定形的な文言が記されていた。この「御救勘定帳」や〝受給者名簿〟は、現代なら〝給付台帳〟に相当し、後日の決算にも不可欠であった。

なお、両替手数料は掛からないことになっていたが、仮に生じた場合の注釈のほか、この書類は粗末な用紙でも差し支えないが25日までに提出せよとも書かれていた。つまり、25日には給付を完了することを予定していたのであった。

23日には、手回し良く決算報告の日程も示された。そこでは、「御救勘定帳」と〝受給者名簿〟の整合性をよく調べた上で、番組ごとに4月6日から9日までの指定された日に、関係書類を提出するよう通達された。たとえば4月6日には一番組から六番組が指定されている。この通達が発せられたのは、提出の集中による混乱を回避するためのもので、町会所に詰めている勘定所御用達などの要請もあって、これも年番肝煎名主の田中市郎次と平野甚四郎の名前で通知されている。こうした準備を整えた上で18日から23日にかけて第一段階の給付が行われたのであった。

追加給付と最終決算

とはいえ、最初からスピード重視だったこともあり、給付漏れが生じることは想定していたとみられる。そのため、第一段階の給付が終了した翌日の24日になると、対象者のリストアップから漏れてしまった者たちへの対応が始まり、次のように御救銭を給付されなかった者たちの再調査と給付が、町会所の年番肝煎から各組合に通達された。もちろん、この通達の扱いは至急となっていた。

- 御救対象者を町々で決めた際に、表店・裏店に限らず相応に暮らしているとして対象から除外された者がいる。
- そうした者の中には、内実は困窮していて、給付から漏れたことを恨んでいる者もある。
- 彼らが町役人に苦情を申し立てることはないが、〝貰えなかった〟と取沙汰する（言いふらす）者もいるだろう。
- そこで、物静かに関係筋を調査の上、確認ができれば、御救の追加を命じる。

•これに準じる者についても再調査し、御救の御趣意が行き届くように取り計らうこと。

これをみると、町会所やその背後にあった幕府も、「必要な者に必要な御救を行き渡らせる」「真に困窮している者が対象となる」ことを、ことのほか重視していたことがわかる。

それだけでなく「貰えるはずなのに貰えなかった」と人々が取沙汰し合って、噂話などが広がらないように気を配っていたことも読み取れる。そうした認識に立っていたから、派手に再調査と追加交付を行うことを通じて、御救そのものに対する人々の疑念を生じさせることを恐れていた可能性もある。「物静かに（慌てず騒がず）調査をした上で追加給付を行う」ように指示をしたのも、そうした背景があってのことだろう。

町会所の重要任務の1つは、其日稼の人々が原動力となった打壊しが江戸で発生することの予防だった。そうした動機も働いて、今回の御救が実施されたのだが、給付にかかわる不公平感や、給付事業への疑心暗鬼にいったん火が点くと、30万人近い其日稼の人々が〝炎上〟するリスクになることを、当局者たちはよく認識していたのである。

さらに、この通達には次のような内容も含まれている。

•追加給付の措置は、人数の多少にかかわらない。

- 対象にするかどうかの判断に困るケースについては、町会所ないしは最寄りの年番肝煎宅に問い合わせてほしい。
- 御救銭の1人あたりの額を、定められた額と異なって支給した町もあるが、もってのほかである。
- 行事（月行事）の管轄場所は不取締であり、万一、心得違いの者があれば許されないので、最寄りの名主組合から適正な事務を進めるように早々に通達せよ。
- 調査漏れの人数が多い町で、別途、追加の御救を申請することが面倒と考え、すでに町に交付済みで残った現金を規定の額（1人あたり）を下回る形で其日稼の人々に割り振ることがないよう注意せよ。不足分は別途申請すること。

つまり、給付対象となるかの最終的な判断は、町会所の年番肝煎名主が行っていたことがわかる。両替屋などの有力商人から任命された勘定所御用達や、地主代表の座人よりも、町々の其日稼の人々の生活実態や、名主や家主の働き方の実際を把握していたのは、町会所に年番で詰めていた町政の〝プロ中のプロ〟であった年番肝煎名主であった。

図表4-1　御救の追加申請

時期		人数（人）	金額	関係の名主	関係の月行事
追加分	3月24日	1,885	金94両1分2朱	6人	1人
	3月25日	4,863	金243両2分	9人	2人
	3月26日	5,989	金300両	12人	1人
	3月27日	3,575	金178両1分	10人	
	小計（A）	16,312	金816両2朱	37人	4人
3月18～23日（B）		246,123	金12,321両2朱	—	—
合計（A+B）		262,435	金13,138両 ※	—	—

※追加分の小計と、3月18～23日に支給した額の合計（A+B）は金13,137両1分になるが、原資料に基づいて標記。なお、両の単位は10進法、分と朱は4進法。
資料：「風邪大流行町会所臨時救済実施」（『東京市史稿　産業篇　第四十五』東京都公文書館）2002年。

こうした混乱はあったが、問題の給付漏れの分については、24日から27日にかけて再調査と追加給付が行われ、4日間で1万6312人に金816両2朱に相当する銭が配られた（図表4－1）。これを24日に老中・松平伊豆守信明に報告した数字と合わせると、支給人員26万2435人、支給額は金1万3138両となった。しかし、その後も若干の追加が生じて、最終的には29日までかかっている。なお、松平信明は、松平定信の辞職後、後任として老中首座を務めた人物である。

こうした給付漏れを一つひとつ潰していく作業とともに、3月18日から23日までの給付済み分について、小田切土佐守直年（北町奉行）、根岸肥前守鎮衛（南町奉行）、柳生主膳正久通（勘定奉行）の連名で、一通りの給付が完了した翌日の24日、老中あてに報告が上げられた。

それによれば、全体の規模は１５９３カ町、受給者24万６１２３人、金１万２３２１両２朱に相当する銭８万１３１９貫４２４文を支給している（金１両につき銭６貫６００文の交換比率）。

この報告書の説明文には、御救銭の給付事務の最前線に立つ名主たちに、初めから対象人数を詳細に調べ上げさせると、（手間と時間がかかって）手遅れになる恐れがあったので、人数の概算よりも１割ほど多めの現金をあらかじめ渡しておいた旨が記されている。また、それでも支障があれば、別途、申請するように周知しているので、今回の報告に修正が加わることもあるが、まず一通り完了した分を書類で提出する旨も書かれている。

なお、この文書には4月付で「町会所で勤務する勘定所御用達を補助する手代のミスで名主たちが追加交付を申請した37の町々の分が混入してしまったので、それを除くと、御救銭を給付した町の数は１５５６町となるのが正しい」と朱書で記している。なお、追加給付を申請した町々の名主数は37人となっているので（図表４−１）、この37人の名主たちがすべて１町だけを支配していたならば、この37町と一致していた可能性もある。

織り込み済みのミスといってはそれまでだが、それだけ急いでいたことが、ここにも表れている。この一連の事務手続をみていくと、多少の誤差や手続の不備はあっても、給付のスピードを優先したといえる。また、間違いは後日訂正すればよい、という発想が文書の端々から滲み出ている。むしろ、最初から完璧な手続を期待すると、原典の表記にあるように、「手後《ておくれ》」になるという心配が強かった。

4月に入ると、決算の手続が始まった。最初は「何百人」と大雑把に申請させて、御救金を町々に多めに渡し、不足すればこの過金で手当てすることになっているので、支給人員の数と支給額の実績を明らかにするためだった。

4月朔日には、各組合の肝煎名主から傘下の町々の名主に対して、その報告を求めている。ただし、御救銭の交付対象となった町々のなかには、其日稼の者が居住していない町もあった。蔵地（倉庫街）や小規模な寺社門前町、相応の者ばかりしか居住していない町のことを指している。それもあって、3日になると、対象者がいないために御救からはずれた町名の報告が求められた。

こうした細かな作業とともに、11日になると、「御詰合御役人方」、つまり町会所に常駐する勘定方と町方の与力・同心から指示が出された。前にも述べたように、すでに、「御救勘定帳」や〝受給者名簿〟は集まっていたが、今回示す雛形に従って、改めて御救銭の支給経過を報告せよ、というものであった。これを受けて、町会所年番肝煎は、20日までに自分たちあてに、次のような内容で提出するよう各組合に通達を出している。

調査事項の一部を要約すると、「①当初給付分として、町会所から御救金を受領した日、受領額、対象者数、給付期間、②過金による給付分として、給付日、町会所から調査に漏れた対象者数、給付期間、③追加申請による給付分として、町会所から御救金を受領した日、対象者数、給付期間」を、それぞれの名主組合（一番組から二十一番組と番外２組）ごとに提出することとされた。

同時に、名主組合に属する一人ひとりの名主ごとに、家主の人数、そのうち御救銭を給付された家主の人数などのデータのほか、それらをまとめた形で、各組合に属する町数、寺社門前町の数、御救銭を給付された者も含む家主の総数なども求められ、先ほどの雛形とともに提出するよう命じている。なお、注意事項として、御救銭を給付された家主の数については、町会所の年番肝煎名主の〝手持ち資料〟とする趣旨が述べられ、家主たちには秘密で調べるように指示している。第3章でも述べたように、御救銭を給付された家主もいたからだろう。

一連の給付が終了し、その最終的な決算報告が老中・松平信明に提出されたのは、3月17日に臨時の御救を決定してから2カ月後の5月16日のことであった。とはいえ、報告書自体が作成されたのは4月である。そして、3月24日の当初の報告と同様、報告書は北町奉行、南町奉行、勘定奉行の連名となっている。

それによれば、1555カ町の其日稼の者28万8441人に、総額金1万992両余に相当する銭7万3094貫800文余を、単身者1人には300文ずつ、2人以上で暮らす者には1人250文ずつの定額で給付したことが報告されている（いずれも4歳以上）。

この文書には、3月24日に上げた報告と、町数のデータが異なることについての説明が付けられている。「前回の報告では、町数を1593としていたが、決算にあたって精査したところ34町が減って1555町になった」「当初の給付分と追加分の計算が相当混乱し、名主たちから町数や対象者数を報告させたデータに、町数をダブルカウントしたものがあったと勘定書御用達たちが聞いている」といった内容である。

しかし、ここでも計算が合わない（1593町から34町を差し引くと1559町となる）。前回の報告書に4月に追記された朱書きには「追加給付をした37町を除くと、御救銭を給付した町の数は1556町となる」としてあるので、最終報告の1555町も、それにほぼ近い数値となっている。

とはいえ御救を大至急で行うことが当初からの幕府の方針で、精緻な事務の整合性よりも、給付を必要とする其日稼の一人ひとりに着実に現金（銭）を行き渡らせることが優先されていた。町々には最初は1割ほど過大に御救金を交付しておいて、それを銭に替えさせた上で給付させ、不足が生じれば、その過金で対応する方法が取られていたことも、その延長上にあったといえるだろう。

こうした方針は決算結果にも反映している。受給者数については、当初の24万6123人に3月24日から27日に追加で給付した1万6312人などが加わったのが精査された結果、4万2000人ほど増加している一方で、給付金額は金1万2321両2朱（銭8万1319貫424文）から金1300両あまり（銭8200貫あまり）が減っている。短期間で一斉に給付をするにあたり、不足を見込んで、多めに現金を町々に配っておく「読み」

が当たった形となっているわけだ。

2　麻疹の流行でも

怖い麻疹

享和2年（1802）のインフルエンザの余韻もさめやらぬ翌年4月から7月頃にかけて、今度は麻疹《はしか》が大流行した。感染症の禍《わざわい》は、息つく暇もなく次々と襲って来た。

第1章でも述べたように、当時の麻疹は成人にも感染が拡がり、重症化する恐ろしいものであった。

『武江年表』の享和3年の記事では、「四月より六月に至り、麻疹流行。人多く死す」となっている。そして、立花家（筑後国・柳川が領国）の下屋敷の屋敷神として祀られていた太郎稲荷社（現・台東区入谷2丁目）が登場する。享和3年の初午ごろから〝御利益〟が著しいという評判が出て、江戸はもとより近在から老若男女が参詣に訪れるようになったという内容である。この御利益とは疱瘡に効くというものであったが、麻疹の大流行と重なる時期であり、人々の疫病平癒の願いが稲荷社の繁昌に結びついたのであった。

このお陰で立花家は大いに潤った。立花家文書の中の「返答書」（柳川古文書館蔵）には、太郎稲荷への賽銭は月額100両にのぼっていたことのほか、混雑の激しさを逆手に取って下屋敷への入場鑑札を発行して鑑札代を徴収して、江戸屋敷の収入増に結びつけていたこと、流行には波があったことなどが記されている。

「解き放たれた大名屋敷内鎮守と地域住民」（吉田正高）によれば、「太郎稲荷流行の背景には、享和年間に江戸における麻疹の流行があった。太郎稲荷流行の直接の契機は、立花家の嫡子（後の9代藩主鑑賢《あきかた》）が麻疹にかかった際、太郎稲荷の御利益で軽く済んだという噂が流布した事にあった」とされている。

感染症の大流行で、困難に直面する人々が多数いるなかで、しっかりと利益を手にする者もいたわけだった。

御救の実施……この時は定式の御救

〝神頼み〟は別にして、前年のインフルエンザの時に、臨時の御救を大々的に展開した町会所は、今度の麻疹では、定式すなわち通常の窮民御救の制度によって救済を実施した。享和3年より前に麻疹が流行したのは安永5年（1776）で、町会所が業務を開始したのが寛政4年（1792）だから、この時は御救を行う仕組みが整っていただけではなく、前年の臨時御救の実績・経験もあった。とはいえ、申請者の激増といった思わぬ事態も発生している。

実際の給付は、4月中から始まり、5月と6月に最盛期を迎え、7月まで続いた。この時は、町会所では4月15日頃から、すでに定式の窮民御救の制度によって、麻疹に罹った其日稼の人々への対応を行っていた。『御触書天保集成』によれば、麻疹対策としての御救が幕府から指示されたのは5月であった。それを受けた町触の日付は5月16日である。

この法令（通達）では、麻疹のために難儀していることを理由とする申請も多くなっているので、給付が行き届くように取り調べるとともに、申請はこれまでの「定式窮民御救願」

の基準・手続きに拠ることを指示している。また、この「申し渡し」を江戸の名主たちすべてに洩らさず通達せよ、としている。これを受けて、同日、町会所の年番肝煎名主から、23の名主組合を通じて名主一人ひとりに通達が出された。ここでも、救済の実が上がるように留意しつつ、定式の窮民御救手続に即して実施せよ、と徹底が図られている。

この通達は、「麻疹患者に対する御救の件は、これまで、名主たちが調査した上で申請した分も多く、調査も行き届いているものと認識しているが、対象者が多いので調査漏れ等があっては不都合なので、今回、通達することにした」と始まっている。

次に、給付対象となる者とならない者の区分けについて、「麻疹患者が家族にいても、稼ぎに出る本人は健康で、かつ、その病人を看病する者があるケースは対象から除外する」としている。その一方で、「本人が健康でも、家内に病人を多数抱え、その看病のために稼げない者については、よく調査して漏れのないように申請せよ」と実質を重視している。

そして、「名主も多数いるので、万一の心得違いがないように申し渡す」「町会所に詰めておられる方々（町会所に常駐する町奉行所と勘定所の役人）から、以上とともに、各組の名主たちにも周知するよう指示もあったので、それも通達する」と記されている。なお、申請書類は朝五ツ時（午前8時）より八ツ時（午後2時）までに町会所に提出せよ、ともなっている。

配る側にも貰う側にも問題が……細かな給付基準が必要になった理由

ところが20日になると、町会所の年番肝煎名主は、御救の手続に関する注意事項を通達しなくてはならなくなった。というのは、今回については、定式の窮民御救の申請基準に基づいて申し込むよう16日に通達されていたが、問題のある申請が多かったからである。

本来ならば、給付対象者たちを支配する名主が確実に本人の状況を見分し、巨細に報告書を提出すべきところが、名主のなかには、対象者の病状などをよく調べていないケースもあった。配下の家主たちに〝丸投げ〟して、その報告だけで申請を行うこともあった。手抜きをする名主たちがいたのである。

そこで、この通達では、病気の状況や臥せっていた期間などを細かく報告させることとなった。そして、麻疹に罹って寝込んでいる極貧者に限って調査した上で、給付が行き届くようにせよと指示している。また、今回は臨時の御救ではないことを再確認した上で、これまで定式の窮民御救を申請した者でも、重ねて願い出ても差し支えないことも付け加えられていた。

一方、22日になると、麻疹の病状や家族の状況によって、本当に給付が必要となっている者に給付を行うための細かな基準が通知された。これは名主に手抜きをさせない措置ではなく、本来は給付の対象にはならない者が、麻疹に便乗して給付を得ようとする途をふさぐためだった。

たとえば、麻疹に罹った其日稼の者が稼ぎを続け、それが20日間も経過するなど、すでに相応に稼いでいる場合は申請してはならないとされた。例外として、日数は経ていても肥立ちが悪くて稼げない者は、その理由と病状を詳細に記して申請せよ、とされている。

また、生計を維持する本人が麻疹の家族を看病する場合でも、常に付き添わなくても済む者は対象外とされた。申請できるのは、親・妻・子のうち、放置できないほどの病人があり、かつ、ほかに看病する者がなくて仕事ができない者に限られた。さらに、稼ぐ本人が普段から病身で収入が元々少ないものの、生計は維持できていたのに麻疹の家族がいることを幸いに申請するケースも対象外とされた。

乳飲み子のいる夫婦の妻が麻疹に罹ってはいるものの、病状は重くなく、わずかな日数の貰い乳でしのげる者や、すでに貰い乳をしている者も外された。稼ぐ本人が申し立てるほどの病体でもない場合や、親・妻・子などに相応の稼ぎのある者がいるにもかかわらず、麻疹の家族がいることを理由にした申請も同様となった。

いずれも当然といえば当然の措置であるが、この基準は相当細かなものになっている。むしろ、〝対象外にすべきケース〟を実例に則して例示しているに等しい。そこからは、麻疹を口実に、あの手この手で給付を受けようとする人々が引きも切らなかった光景が浮かんでくる。その適否の判断はケース・バイ・ケースだったろうから、直接の担当者である家主や名主の負担は重かった。

関東大震災の復興を期して、返済期間の長い〝震災手形〟の制度が創設されたが、第一次世界大戦後の不況に伴う不良債権がそこに混入し、昭和2年（1927）の金融恐慌の下地になった。政府などから経済的な利益が無料で貰えるとなると、個人も企業も色めきだって我先に貰おうとする、というのは時代を超えた人間の性《さが》なのかもしれない。

とはいえ、この通達では「このようなケースは、今般の麻疹についての御救でも、定式の御救でも申請してはならない」としたうえで、それぞれの個別事情への配慮の必要性にも言及しており、御救の実施への積極的な姿勢は崩していない。しかも、以上の扱いを早急に周知徹底するよう指示している。

さらに、この通達と同じ22日、具体的な給付の手続も示された。御救の米と銭は、まず、名主宅の玄関に配下の家主が町会所から運び、それを名主方で保管した。そして、対象者本人が病身で、近所まで歩行するのも困難ならば、家族のうち10歳以上の者を名主方に呼び出すことにした。支給の際に書類を渡して、立会者の店請人に請印を押印させる。ただし、10歳以上の者がいない、あるいは単身で家族が居ない者は、同じ長屋の者を立ち会わせるようにした。月行事（家主）が所管する場所については、最寄りの名主方の玄関で同様に処理することとなった。

こうした手続きが定められたのは、それまでは統一的な給付手順が決まっていなかったためである。また、米や銭の保管を含めて、誰にどれだけ支給したのかに関する明確な証拠を残すことに意が注がれていた。こうした給付事務の管理を徹底するため、以上の手続きを早急に各組合に周知徹底することも指示された。

	銭	合計	家数（軒）	人数（人）
	3,772貫600文	金　730両2分 余	893	2,966

資料：「麻疹流行窮民救済」（東京都公文書館『東京市史稿　産業篇　第四十五』）、2002年。

なぜ定式の御救になったのか？

ところで、前年のインフルエンザでは臨時の御救、翌年の麻疹では定式の窮民御救となっている。病気は異なっても同じ感染症の流行で、なぜ、こうした違いとなったのだろうか。

御救の実施を命じられ、その実施を承った旨の文書が、5月17日に北町奉行、南町奉行、勘定奉行の連名により、老中・松平伊豆守信明に提出されている。この文書には、麻疹流行に伴う御救を定式の手続によって実施すること、及び、そのことを江戸の町に通達することを承知した旨が記されている。なお、これらの登場人物は、前年の臨時給付の時と同じメンバーで、前の年に蓄積した知識・経験は豊富だったといってよいだろう。

この文書では、まず「今回は、〝一統〟とはいっても昨年の風邪の流行とは異なり、それほど深刻ではない」と始まっている。そして「この

図表4-2　5月17日の報告

報告月日	期間	白米
5月17日	4月15日～5月14日（4月分）…a	148石3斗

金1両＝銭6貫664文＝玄米1石（米舂：白米は1割減）。当月の15日より翌月14日までが「当月分」。

ような場合でも必ず御救を給付するのは、かえって疑問だ」という考えを持つ信明から「よく検討して報告するよう御沙汰があった」旨が記されている。この書きぶりは、3名からの「御救を昨年の例に従って実施いたしましょう」という伺に対して、幕府の最高首脳が待ったをかけたニュアンスである。

これに対して、3人は「対応について検討を重ねてきたが、この間、町々の名主たちが町会所に申請する定例の窮民救済申請の中では、麻疹関連の申請と給付が多数に上っている」と現状と給付の実績を示している。そして「現在、その給付高が急増中で、別途の御救を改めて指示するには及ばないと考える」と述べ、給付実績額なども付している。

これは、信明が疑問を投げかけた臨時の救済が実施される前から、すでに定式の救済のスキームによって多数の案件が処理されており、今さら前年のような臨時の御救を始めても時期を逸しているという趣旨である。つまり、〝上司〟の指摘が正しかった、ということを強調しつつ、御救そのものは、麻疹を織り込んだ実績が積み重ねられているので、この時点で止めることはできないことを言外に述べたわけであった。そして、最後の仕上げとして、「伊豆守の御沙汰の趣旨によって対応する」旨が述べられている。町会所による御救を所管し、実施に前向きな３人は、老中の顔を立てつつ、〝実〟を取ったともいえるだろう。

この文書に含まれる給付実績をみてみると、４月15日から５月14日までの１カ月で、白米１４８石３斗と銭３７７２貫６００文を８９３軒の２９６６人に配っており、総額を金に換算すると金７３０両２分余に相当した（図表４－２）。この時の交換比率は、玄米１石、銭６貫６６４文がそれぞれ金１両に相当した。

なお、玄米を舂《つ》いて白米ができるが、その時に減る分は１割とされた。また、文書には注釈があり、「４月14日までは麻疹を理由にした御救申請はなかった」とあり、麻疹の流行が４月中旬頃から急速に広がった様子も反映されている。

さらに、寛政９年（１７９７）から寛政11年、寛政12年から享和２年のそれぞれ３カ年における月平均の御救実績を掲げてあり、麻疹の流行による給付実績の激増がデータで示されている（図表４－３）。

図表4-3　麻疹流行年の1か月分と過去の月平均との比較

		白米	銭
寛政9年(1797)～ 寛政11年(1799)		953石3斗	21,689貫200文
	月平均	25石7斗6升4合	586貫190文
寛政12年(1800)～ 享和2年(1802)		1,655石3斗	42,377貫　文
	月平均	44石7斗5升4合	1,415貫323文
享和3年(1803)4月15日～ 5月14日（1カ月分)		148石3斗	3,772貫600文

資料：「麻疹流行窮民救済」(東京都公文書館『東京市史稿　産業篇　第四十五』)、2002年。

寛政9年から寛政11年の場合、月平均の定式の窮民御救の文給実績は、白米25石7斗6升4合と銭586貫190文であった。それが次の寛政12年から享和2年になると白米44石7斗5升4合に銭1415貫323文と、白米は約1・7倍、銭は約2・4倍と増えている。享和2年のインフルエンザ流行では、臨時の御救のほかにも関連した給付があったことが想定されるので、その影響が出ていた可能性もある。

ところが、そうした増加傾向も今回に比べれば小さな値といえる。享和3年の4月15日から5月14日の〝4月分〟だけで白米148石3斗、銭3772貫600文にもなっており、「現在、その給付高が急増している」という3人の奉行の言葉通りとなっている。

激増する申請……町会所はテンテコ舞い

こうして、定式の御救のスキームにより麻疹の流行に対処することになったが、困難も発生した。流行の勢いが激しく、給付対象者とその家族だけが罹患するわけではなかったからである。立花家の嫡子が罹っていることが象徴するように、身分によらず蔓延していたのであった。給付の実務に携わる町役人や店請人なども、本人が無事でも家族には患者を抱えているような状況となっていた。

そのため、定式の窮民救済で求められる対象者の見分などのチェックや、給付そのものの遅れも生じていた。そこで、「手延ニ相成候ては御趣意之詮も無之候之間」（遅延しては、御救を行おうとする将軍の意思も無駄になるので）ということから、一両日にわたって稼ぎを休んでいる程度の者でも、麻疹で休業していることが間違いなければ、名主たちからの申請があり次第、給付を行うこととなった。

ただし、麻疹を患っている者すべてに給付するわけではないこと、罹患していても生活できる者については、きちんと調べて除外せよ、と言うことを忘れてはいない。とはいって

図表4-4　白米支給の激減

期間	白米	銭	備考
4月15日～5月14日 (4月分)	148石3斗	3,772貫600文	5月17日報告分
5月16、17日支給分	16石7斗5升	462貫800文	白米48石8斗5升 銭33,662貫100文
5月17日～晦日	32石1斗	33,199貫300文	
計	197石1斗5升	37,434貫700文	5月晦日報告分

資料：「麻疹流行窮民救済」（東京都公文書館『東京市史稿　産業篇　第四十五』）、2002年。

も、この措置によって給付のハードルは実質的に引き下げられたといえるだろう。

〝4月分〟の支給実績は、先ほど述べた通り5月17日に信明に報告されていたが、5月末日になると、それに加えて、麻疹の御救が命じられて以降の分も加えた45日分の実績が報告された。勘定方と町方与力が原案を作り、それに3奉行が押印した形式となっている。

それによれば、白米197石1斗5升、銭3万7434貫700文（合わせて金5834両余に相当）に上っていた。内訳は、5月17日に報告した分と、5月15、16日の両日の支給は白米16石7斗5升と銭462貫800文、5月17日から晦日までは白米32石1斗と銭3万3199貫300文となっていた（図表4―4）。

ここでは、4月分の白米の支給実績が148石3斗だったものが、麻疹の流行が厳しいなかで、5月後半では48石8斗5升と3分の1にとどまっているのが目を引く。その理由は、「舂米人足共《つきごめ》」つまり、玄米を舂く労働者たちも麻疹に罹る者が多く、白米の供給が困難になり、5月19日以降はすべて銭での支給に切り替えられたためであった。御救の最中に、肝心の主食のサプライチェーンが損なわれるという思わぬアクシデントに見舞われたのである。

それにも増して、この実績値に付された説明には、麻疹の流行が爆発的に推移したことが生々しく記されている。当初は、1日あたりの申請件数には制限はなかったが、5月16日に、翌日から麻疹関連の御救を実施すると町々に通達を出した途端、1日の申請数が70から80件になり、それが100から200件に増え、23日になると656件まで跳ね上がった。

そのため町会所に詰めている勘定方と町方の役人、座人たちが総出で申請書の審査にあたったが、なにしろ数が多いため、夜六ツ時半（午後7時）にようやく当日分の申請の処理ができたありさまだった。

町会所の勤務規程では、正門が開かれているのが朝六ツ時（午前6時）から暮六ツ時（午後6時）、常駐する勘定所と町方の役人をはじめ勘定所御用達やその他のスタッフの勤務時間は朝四ツ時（午前10時）から八ツ時（午後2時）だったから、座人には宿直勤務があったとはいえ、夜六ツ時半（午後7時）までの5時間の残業となると尋常ではなかった。なお、前年の臨時救済の受付時刻も朝五ツ時（午前8時）から八ツ時（午後2時）であった。

そこで、24日からは1日の受付を５００件に限り、それを上回る分については「翌日支給する」旨を申し渡して書類は受理しない扱いにして、乗り切る算段をしたのであった。

しかし、町会所のスタッフには心配事があった。この措置により1日あたりの給付額は金４３０両から４４０両で推移するようになったが、流行が加速して申請に際限がなくなるようになった場合に、巨額の財源が必要になることが懸念された。また、それ以上に、財源難を理由に1人あたりの支給額を減らすことになれば、すでに給付を受けた者と不公平になり、人々の「見受」、すなわち評判も悪くなることが心配された。それによって世評が喧しくなってしまっては、せっかくの将軍の御趣意も無になってしまい、最悪の場合、打壊しの発生も視野に入ってくるからであった。

こうした懸念もあって、5月末時点での財源の見通しも作成している。それによれば、「5月の晦日までに支払わなくてはならない額を除いた6月への繰越額は金1万８７３６両

	銭	合計	家数(軒)	人数(人)
	51,905貫300文	金　7,848両3分 余	9,543	32,341
	30,971貫100文		5,637	19,276
	20,934貫200文		3,906	13,065
		金　730両2分 余		
		金　8,579両　余		

資料：「麻疹流行窮民救済」（東京都公文書館『東京市史稿　産業篇　第四十五』）、2002年。

で、仮に１日あたり５００件の申請に対して金４４０両の給付を6月朔日から20日間と想定すると、金８８００両が必要となるので、差引は金９９３６両の残となる」としている。このほかにも、町々から納められる5月分（取立は6月11日から15日）の七分積金が金１７９０両、積金の運用に伴う元利金が金１６００両となって、まだ余裕はあった。

こうした見込みは、現場感覚に基づいていた。麻疹の流行も、すでに峠を越して必要な給付の半分以上は対応済みで、今後の20日ではさらに減少するだろうと判断していたためである。また、前年のインフルエンザと異なり、麻疹が流行するのは滅多にないことなので、仮に、この見積もりよりも給付額が多くなったとしても、問題はないので、このまま同様の給付を継続するのが適当だと述べている。

そこには、先ほど触れたように、現在の給付については関

図表4-5 享和3年の麻疹関連の御救実績（6月19日報告）

報告月日	期間	白米
6月19日	5月15日～6月14日（5月分）…b	48石8斗5升
	5月15日～5月29日	48石8斗5升
	5月晦日～6月14日	
	他に（4月分）	
	二口合計	

金1両＝銭6貫664文＝玄米1石（米舂：白米は1割減）

係者一同が有難いと感じているなかで、途中から1人あたりの給付額を減らしてしまっては御救を実施した意味がなくなるという町会所側の認識があった。受給者の間で不公平感が生じるのを心配したのだろう。

その後、6月19日にも3人の奉行から老中・松平信明に給付実績の報告が上げられた。5月15日から6月14日（5月分）は、白米48石8斗5升と銭5万1905貫300文（金7848両3分に相当）にのぼり、9543軒の32341人に支給したとなっている。なお、内訳として、5月15日から29日までと、5月晦日から6月14日までの実績も付いている（図表4－5）。

決算も早かった

7月15日の最終報告と決算では、4月15日から7月14日の

銭	合計	家数（軒）	人数（人）
63,573貫800文	金　9,972両　余	12,219	41,020
55,677貫900文	金　8,570両　余	10,436	35,317
7,895貫900文	金　1,401両　余	1,783	5,703

銭	合計	家数（軒）	人数（人）
3,772貫600文	金　730両2分余	893	2,966
51,905貫300文	金　7,848両3分余	9,543	32,341
7,895貫900文	金　1,401両　余	1,783	5,703
63,573貫800文	金　9,980両1　余※	12,219	41,010※
63,573貫800文	金　9,972両　余	12,219	41,020

3カ月間に、白米392石6斗5升と銭6万3573貫800文（両方を金換算すると金9972両余）を1万2219軒の4万1020人に給付したとなっている（図表4－6）。なお、金・米・銭の交換比率は、4月の段階から金1両＝銭6貫664文＝玄米1石（米春：白米は1割減）であった。

内訳は、4月15日から6月14日（5月分）では、白米197石1斗5升と銭5万5677貫900文を1万436軒の3万

図表4-6　享和3年の麻疹関連の御救実績（7月15日最終報告）

報告月日	期間	白米
7月15日 最終報告	4月15日～7月14日（全体）	392石6斗5升
	4月15日～6月14日（4・5月分）	197石1斗5升
	6月15日～7月14日（6月分）…c	195石5斗

資料：「麻疹流行窮民救済」（東京都公文書館『東京市史稿　産業篇　第四十五』）、2002年。

図表4-7　4～6月分の実績

期間	白米
4月15日～5月14日（4月分）…a	148石3斗
5月15日～6月14日（5月分）…b	48石8斗5升
6月15日～7月14日（6月分）…c	195石5斗
計（計算上：a+b+c）	392石6斗5升
最終報告（全体）	392石6斗5升

資料：「麻疹流行窮民救済」（東京都公文書館『東京市史稿　産業篇　第四十五』）、2002年。

注　：図表4-2、4-5、4-6より、各月分（それぞれの表のa、b、c）を抜き出して足し合わせると、金額（金換算）と人数が、最終報告と若干異なる（※）ので、本書では両者を併記した。

5317人に配っている。さらに6月15日から7月14日（6月分）になると、白米195石5斗と銭7895貫900文を1783軒の5703人に給付している。6月分は、さしもの麻疹の流行も下火になったことを反映して前月までよりも大幅に減っている。

ところで、享和3年の麻疹関連の御救では、金9972両余に相当する白米と銭を1万2219軒の4万1020人に給付したわけだが、これをすべて銭に置き換えてみると、金1両＝銭6貫664文なので、金9972両×銭6貫664文＝銭6万6453貫408文となる。

これを軒数と人数で割ると、1世帯あたり5貫438文、1人あたり1貫620文の平均支給という計算になる。前年のインフルエンザ流行に伴う臨時の御救では、単身者1人300文、2人以上で暮らす4歳以上の者には1人250文の支給だったので、大きな違いだった。

そこには、前年のものが臨時の扱い、麻疹の方は定式の窮民御救のスキームで処理された違いがある。第3章で述べたように、定式の窮民御救とは、現在の生活保護に似たイメージで、寛政4年における給付額は1人者が銭2貫文、その後、白米5升と銭1貫600文になっているから、この時の1人あたりの平均支給額に近いといってよいだろう。

この最終報告書では、「最近は、麻疹関連の申請がまったくなくなったわけではないが、麻疹の予後が芳しくないために、長期間の休業をしている者が多くなっている」「今後は、平常の窮民救済の制度で対応する」としている。また、「麻疹に罹った者でも、平常の窮民救済の対象にならなければ名主も申請はしない」と述べている。そして最後に「麻疹だけを困窮の理由とする者の救済は、すでに完了した」と結んでいる。

怖い其日稼の人々……当局の頭は痛い！

さしもの麻疹の流行も、6月の半ば頃までには、だいたい終息したのであったが、幕府にとっては頭の痛い問題も発生した。今度は、救済したばかりの其日稼の者たちを取り締まる町触を出す状況になったのである。

麻疹流行が終息に向かっていた6月21日、町奉行所は、高提灯や長提灯、その他不相応な品を持ち、大勢が集まって寺社の開帳や朝参りを行うことを「不届之至」として厳禁した。この町触では、そうした行為に及んでいる職人、日雇い労働者、船乗りたちを特に挙げている。彼らは、其日稼の者のうち、肉体労働を伴う仕事で生活している〝威勢がいい〟あるいは〝腕っぷしの強い〟人々であったことはいうまでもない。打壊しともなれば、真っ先に暴れ出す部類に属していたのである。さらに町触では、彼らに禁令を徹底させるよう、町々に命じるとともに、従わない者は拘束して奉行所に訴え出よ、というものであった。

このとき「不届」とされたのは、浅草寺の境内で開かれていた開帳に、「朝参り」と称して、多数が派手な出で立ちで集まり、喧嘩口論に及んだからである。神田周辺の連中と日本橋小伝馬町あたりに住む者たちのトラブルで、すでに関係者は捕まっていた。

実は、この禁止令には、いくつか伏線があった。2年前の享和元年（1801）3月25日、町年寄から各組の肝煎名主に「開帳や参詣などの際に、大勢が集まって華美な風俗で出かけるな」と申し渡しがあった。当時、寺社参りや行楽などに、大人から子供までが華美に着飾って出かけることが目立つようになっていたのである。

さらに6月24日には、もっと具体的な町触が、同じく町年寄から出されている。この月の15日から本所回向院を会場に、京都・嵯峨清涼寺の釈迦如来の出開帳が開かれていた。この開帳の朝参りでは、引纏《まとい》の提灯（鳶の頭が使うことが多かった）にそれぞれ印を付け、伏鐘を打ち、大声で念仏を唱えて参詣するグループが、前日の23日には20組も出ており、なかでも小網町二丁目（現・中央区日本橋小網町）の30人ほどのパフォーマンスが特に目立っていた。藤棚を上下二重にしたような枠それぞれに12個ずつの小提灯を灯したものを担いで、真っ赤な緋縮緬《ひぢりめん》の下帯を締めて大鐘を打ち、大念仏で参詣していたのであった。提灯を灯していているくらいだから、夜中から大勢で繰り出していたのである。

町年寄は、「これを放置しておくと次第に増長し、果ては喧嘩口論にまで発展する」から「もってのほか」だとして、各組の肝煎名主にそのようなことのないように徹底せよと命じている。この町触では、そのような行為の中心は「町々職人其他軽キ者」なので、そうした参詣は早急に止めさせるように命じている。

さらに10月6日には、浅草観音の開帳でも同様のことが起こった。これを規制する町触の表現では、大勢が目立つ提灯などを灯し、揃いのユニホームで夜中から参詣に出かけることが、相変わらず続いていたのである。町触でも、そうした者たちを見つけたら制止し、従わなければ捕えるように心得よ、と一段と厳しい表現になっている。

麻疹大流行のときには、御救でなんとか持ちこたえた人々が、再度、同じようなパフォーマンスを繰り広げたのであった。しかも、従来懸念されていた喧嘩口論が現実のものとなったこともあって、これを問題視した町奉行所が、遂に開帳の参詣取締の命令を出したのであった。このときの町触には「前々から禁じているのに不届き」「町々を巡回する町奉行所の同心が、見つけ次第、召し捕る！」旨も記されている。

この禁令は、感染症の流行や飢饉では御救の対象になる其日稼の人々のうち、特に〝元気な〟者たちを念頭に置いたものであった。そうした層が、麻疹の流行が下火になるかならないうちから、揃いの派手な格好で、群集心理も手伝ってパフォーマンスを超えて暴力沙汰まで起こしていた。幕府にとっては〝想定外〟だったかもしれない。

〝喉元を過ぎれば〟ということかもしれないが、彼らの生活が行き詰まることによるリスクだけではなく、食べて行ける状態でも、打壊しの下地が作られている〝危うさ〟を当局者に認識させるには十分だった。幕府にとっては、こうしたパフォーマンスを繰り返す其日稼の人々は〝コワイ〟存在になっていたといえるだろう。

3　文政4年のインフルエンザ

享和2年と比べると

享和2年（1802）のインフルエンザの臨時御救、その翌年の麻疹の御救が過ぎると、しばらくは感染症に関係した御救はなく、文政4年（1821）のインフルエンザの流行に際して再び実施された。これは「ダンボ風邪」と呼ばれ、２月中旬頃から猛威をふるった。

２月28日、老中・水野出羽守忠成《ただあきら》のもとに、北町奉行・榊原主計頭《かずえのかみ》忠之（在任：文政２年・１８１９～天保７年・１８３６）、南町奉町・筒井和泉守政憲《まさのり》（在任：文政４年・１８２１～天保12年・１８４１・その後、伊賀守を経て紀伊守）、勘定吟味役・館野忠四郎勝詮から御救の実施についての伺が立てられ、町会所を通じた其日稼の者たちへの御救金の給付が決まった。なお、ここで登場する筒井政憲は、享和の流行の際の南町奉行・根岸肥前守鎮衛《やすもり》（在任：寛政10年・１７９８～文化12年・１８１５）や、天保改革期とその後に北・南の町奉行を歴任した遠山左衛門尉景元（在任：北・天保11～14年、南・弘化２年・１８４５～嘉永５年・１８５２）らとともに、当時から名奉行と評判が立っていた（藤田覚『遠山金四郎の時代』）。

伺の文書には、町会所からの御救給付を想定して、享和２年のインフルエンザと翌年の麻疹の流行の際の前例を調べた上で、享和２年のときには給付人数28万８４４１人、独身者１人に銭３００文、２人以上暮らし（３歳以下は除く）は１人に銭２５０文で、金１万９９２両、銭にすると７万３０９４貫８００文を給付したと書き出してあった。

そして「今回の流行は、現時点では〝薄キ方〟だが、これから増える可能性もあるので、享和2年の基準で、相応の者は除いて、棒手振、日雇稼、大工、木挽、屋根葺、左官、畳刺その他の其日稼の者たちを対象にしたい」となっていた。

その一方で、前回とは異なる考えも示されていた。その理由は、「右の類いの者たちの家族に、病人がいるか否かは調査しない」というものでる。「この有無を調べるには手数がかかって〝手後レ〟にもなりかねない」ことと、「今回、風邪に罹らない者は稀なので、病人の有無を調査するに及ばない」というものだった。手間を省き、スピードを優先したのである。

そして、町会所年番肝煎名主からすべての名主へ、1人の名主ごとにおよその人数を推計して町会所の積金から給付することを通達した。また、支給は町会所の積金から支出するが、それに伴って、地主向けの低利融資の資金に不足が生じる場合には、幕府御金蔵への仮納金から受け取って支給することとなった。この時も、当局としては、とにかく給付を急いでいた。

御救の内容……〝特別定額給付金〟を4日で配り終える

そうした方針が決まると、同じ28日に北町奉行から、勘定所御用達の三谷三九郎と森川五郎右衛門、年番肝煎名主の鈴木町・源七、堺町・五郎兵衛、佐久間町・源太郎、海辺大工町・八左衛門、坂本町・金蔵、本石町・伝左衛門の6人に、御救の実施が命じられた。

これを受けて、享和2年の支給基準に基づき、2月晦日(30日)から向柳原の町会所で、名主が申請する対象者数の見込みに応じて金で交付することとなった。なお、文政4年の2月は「小の月」で30日あった。

過不足は後日精算とすることも前回と同様だった。また、今回の御救は臨時の措置なので、定式の窮民救済の対象になって米や銭を受給している者も除外しない、あるいは今回の措置を受けている者も定式の窮民救済を申請することは妨げないという享和2年に準じた但し書きも付いていた。手続きが簡素化されたのであった。

支給対象となる其日稼の基準も示されたが、これも享和2年の通知とだいたい同じだった。そして2月晦日から翌月2日の朝五ツ時(午前8時)から八ツ時(午後2時)までに申

図表4-8　文政4年の臨時御救

	支給者数（人）	金額（両）	金額（分）	名主の数	月行事持の町数
2月晦日	21,589	922	2	21	1
3月朔日	203,174	8,692		184	57
3月2日	69,878	2,990	2	47	8
3月4日	3,102	132	3	1	2
4口合計	297,743	12,737	3	253	68
3月4日再	1,918	82		9	
合計	299,661	12,819	3	262	68
最終報告	296,987	11,067	余	—	—

資料：「風邪流行町会所御救金支給」（東京都公文書館『東京市史稿　産業篇　第五十』）、2009年。
4月の最終報告では、296,987人に金11,067両余に相当する銭75,035貫文余が与えられた、となっている。

請を行い、間に合わなければ、上巳の節句で休日に当たる3日でも構わないので申請せよという通達を出すように、町会所肝煎名主たちは（役人たちから）命じられていた。

文政4年の臨時の御救でも、〝休日申請〟を含めて、支給を急ぐことが優先されていた。享和2年の時のように、町々の名主には多めに現金を交付しておいて、人数の多少の増減はそれによって調整することを予定していた。それもあって、2月晦日と3月朔日、2日、4日までの支給実績の暫定値を3月5日に報告した。3月3日は結局休んだので、30万人弱に、実質4日で配り終えたのであった（図表4－8）。享和2年と3年の経験も給付事務のスピードに貢献したのだろう。

また、その実績値は4月に老中あてに出された最終結果よりも若干多めになっている。29万6987人に金1万1067両余に相当する銭7万5035貫文余が最終的な実績値となっていた。暫定値と最終的な実績とを比較すると、暫定値の値が若干高めであるのは、先に述べたような給付の方法を取ったためだといえるだろう。

文政4年（1821）3月5日の暫定報告の文書に戻ると、そこには、「風邪」の影響は享和の時よりも軽いが、「時世も」違って対象者が増えており、その上、「人気《じんき》」、すなわち人々の御救に対する意識も前回とは異なると報告している。

御救を貰えないと、名主が「依怙《えこ》之《の》取扱《とりあつかい》」をしているからだと再度申し立て、それでも対象にならないと騒ぎ立てる可能性があり、町会所や名主宅に押しかけて願い立てするようなことにもなりかねないとされている。わずかなことで、「人気」が動揺して「穏やかならざるようになっては」、せっかく「格別の御仁恵の御趣意によって（将軍が）仰せ出でになられた」にもかかわらず、「恐入候儀ニも奉存候」になってしまうと述べている。同時に、「勝手我儘を申し立てるのは下賤の者の常」とも記している。この「恐れ入り候儀にも存じ奉り候」が意味するのは、〝打壊しの発生〟といって間違いない。

享和2年（1802）の御救では、給付の対象から外れた人々は内心は面白くなくとも、少なくとも町会所や名主に苦情や再審査を申し立てることはなく、不満を口にするだけだった。そこで、その不満が口コミで拡大する前に、不支給扱いになった不満の有無を調査して、正当な理由があれば給付するように命じたのであった。

この文政4年の報告書を読む限り、其日稼の人々は、不支給を納得できなければ、名主たちに食い下がるだけでなく、名主の「依怙之取扱」と言い立てる形で、御救制度への疑念を社会に拡散させるようになっていた。せっかく御救を実施するのに、貰えない者の不満がきっかけになって打壊しのリスクに発展することを、町奉行はじめ町政の現場に接していた当局者たちは危惧していたのであった。

このように、七分積金の制度が創設された寛政3年（1792）から約30年後の江戸の其日稼の人々はパワーアップしていた。彼らは、生活が成り立たなくなると打壊しを起こしかねないという懸念や危機感を町奉行や勘定奉行に抱かせ、その懸念に基づく対策が展開される存在になっていたのであった。

『遠山金四郎の時代』（藤田覚）では、「遠山の金さんら名奉行の主張・考え方の背後には、都市民衆支配政策の転換を引き起こさせた、天明の江戸打ちこわしのような下層民衆の蜂起・騒動への恐怖が存在したのである。そしてこのことは、営業と生活が成り立たないような状況に追い込まれれば、事態を打開するために蜂起し、騒動を引き起こすことによって、幕府に手痛い打撃を与えることができるほどに、江戸の民衆が政治的に成長したことを示す」と指摘している。

4 その後のインフルエンザと御救

天保3年からは白米で支給

次に江戸でインフルエンザの大流行をみたのは、天保3年（1832）の10月から12月の初旬にかけてであった。この時も幕府は、前回の文政4年や享和2年の流行時に倣った対応を行っている。

まず、10月28日、御目見以下の幕臣に煎じ薬を支給することになり、西丸《にしのまる》でも同様の扱いとなった。そして11月朔日になると、其日稼の者たちに御救米を支給する件の伺が、北町奉行・榊原主計頭忠之と南町奉町・筒井和泉守政憲から勘定吟味役・館野忠四郎勝詮の立ち会いのもとで老中・水野出羽守忠成に提出され、承知された。

「身元の相応な者は除き、其日稼の者たちに御救米を給付する」ということで、支給対象者や支給手続きなどは前回に倣っていた。手遅れになることを避けるため、病人の有無にかかわらず、給付を急いだのも同様だった。

大きな違いは、この時は銭の給付ではなく、白米の給付に一本化された点であった。白米だけで給付できた詳しい理由は第5章で触れるが、米が豊作だったこの年、それまでの囲籾高14万石を30万石に買い増すことが、流行直前の8月に決まっていたことも影響していた。天保3年当時、囲穀を十分備蓄していたので、白米に舂き立てて給付することになったのである。

そして、男性1人に1日米5合ずつ、60歳以上15歳以下の男性と女性1人には1日3合ずつの割合で、10日分を支給することになった。11月8日になると向柳原の町会所と霊岸島建添地の両所で、1日に5000人ほどに御救米を支給した。なお、安政5年のコレラ流行の際も御救米であった。

実際の御救米の給付は、11月8日から12月朔日の期間で行われた。12月4日に「臨時御救渡方相済候儀申上候書付」という町会所から北町奉行所に提出した届出書では、最終的に1675町などの30万6038人に対して、白米1万1467石7斗2升を給付して終わっている。

嘉永4年の御救……其日稼のパワーアップ

その後の記録としては、『武江年表』（続編）の嘉永4年（1851）の記述に「米価、去年より貴《たか》く、幷風邪流行す。よつて町会所に於て、市中貧困のものへ御救米賑給《しんきゅう》あり」というものがある。このインフルエンザは、前年の12月から流行が始まり、年が改まった1月の下旬から臨時御救が実施されている。

この時は、米価高騰にインフルエンザ流行が重なったということで、其日稼の人々を対象とする臨時の御救が決定された。御救の内容は、ほぼ従来どおりであったが「3歳までの小児は除き、名前・年齢などを入念に取り調べた上、人別とも照合し、2月15日までに町会所に提出せよ」と簡潔であり、以前よりもマニュアル化が進んでいた。「其日稼之者取調日当」と題する其日稼の類型も添付されていたが、これも基本は従前どおりであったが、表現は必要最小限に落ち着いている。

そして、38万1740人に米1万4215石が支給されている。天保3年のインフルエンザの際の臨時御救までの受給者は30万人を前後していたが、それが2割以上増えたのであった。

ただし、「其日稼之者取調日当」の最後には、最初の臨時御救から約50年を経た課題も浮き彫りになっている。そこには、「御救対象者の調査漏れや不適切な者の混入などは宜しくない」とあって一見すると制度の運用に慣れからくる弛みが生じているかのような記述もある。しかし、その理由としては「町々の境界付近の裏店は、どちらの町に属するか入り混じっているので申請が漏れやすい」と、其日稼の人々の住居地の把握が難しいことが述べられている。

しかも、そのような場合に「貰えなかった本人が騒ぎ立てて、町会所に駆け込んで給付を願うようなことがあっては問題なので、境界付近の関係の名主や家主どうしでよく調整してから（申請書）を記載せよ」という注意が付いている。

文政4年（1821）の時には、不支給となった者が納得せずに名主に食い下がったり、名主の「依怙之取扱」と言い立てることが問題になったが、嘉永4年になると、騒ぎ立てて町会所にまで押しかけるまでになっていた。

其日稼の人々のパワーは元々強力だったとはいえ、七分積金の制度が始まってから50年間にわたって、感染症に限らず、飢饉や火災、水害など、何かあれば臨時御救が〝貰える〟とインプットされ続けたこともあって、〝貰って当たり前〟といった意識が拡がっていたことも否定はできないだろう。

それゆえ、文政4年の御救の際にみられた幕府当局者の打壊しへの恐怖感は、さらに高まっていたといえるだろう。それは、其日稼の人々の存在が、幕府の政策に大きく影響するまでのパワーを持つに至ったことを意味していたのである。

ところで、この臨時御救の約1カ月後の3月9日には「諸問屋組合再興令」が発せられている。これについては第5章で扱うが、諸問屋再興の企画立案の段階から、今まで述べてきたような米銭の直接給付による御救の限界が認識されていた。むしろ、経済全体を活性化させることが其日稼の人々の生活維持にも効果があると考えられるようになっていた。そこには、其日稼の人々のパワーが大きくなり、御救だけでは十分ではなくなってきたという認識が幕府当局者に共有されるようになっていた可能性も指摘できる。

5　コレラと麻疹もやって来た

幕末の安政5年（1858）7月から、コレラのパンデミックが江戸を襲った。大きな被害を出した安政江戸地震（1855）から2年半後、復興もやっと軌道に乗った時期であった。

6月に長崎で流行したコレラが、中国地方や大坂、京都、東海道を経て江戸に瞬く間に伝わったからであった。コレラが流行していた上海を経由して長崎に5月に入港した米国軍艦ミシシッピー号の船内にコレラ患者がいたのである。このコレラはインドで発生したものがヨーロッパや東南アジアに拡がり、上海などの清国沿岸の都市でも流行していた。典型的なパンデミックであった。

江戸では、7月下旬から病勢は猖獗《しょうけつ》を極め、10月まで続いた。『武江年表』（続編）でも、「同月末の頃より都下に時疫行れて、芝の海辺・鉄炮洲・佃島・霊厳島の畔《ホトリ》に始り、家毎に此病痾《びょうあ》に罹《かか》らざるはなし。八月の始より次第に熾《さかん》にして、江戸中、幷《ならびに》近在に蔓《ハビコ》り、即時にやみて即時に終れり（貴人には少し）。始の程は一町に五人、七人、次第に殖て檐《ノキ》を並べ、一ツ家に枕を並べ臥たるもあり。路頭に匍匐《ほふく》して死につけるも有けり。此病、暴瀉《バウシヤ》、又は暴痧《シャ》など号し、俗諺に『コロリ』と云り」とあって、その苛烈さが表れている。

さらに『武江年表』（続編）では、世間では禍を祓うために、祭礼でもないのに神社の神輿や獅子頭などを街頭に出し、軒先には注連《しめ》を引いたり提灯を灯す、節分のように豆をまく、門松も登場した。疫病神には天狗の羽団扇が効くという話も広がり、それに似た八つ手の葉を軒に下げることも行われた。江戸中がパニックに陥って、根拠のない呪いの類いが横行していたのであった。

そして、「魚を食べると当たって死ぬ」という話も広がり、鮮魚の売れ行きは激減したが、卵や野菜類は高騰し、棺桶を販売する者は大もうけをしたとも記されている。寺院も葬式で大忙しとなるだけでなく、火葬も間に合わない状況で、火葬場には棺桶が溢れていた。

　こうした惨状のなかで、8月17日になると、町会所では其日稼の人々に御救米を支給することになり、臨時の御救の手続が始まった。コレラによる死者が増え、しかも米価が高騰しており、其日稼の人々が難儀しているという理由である。これは、感染症の大流行によって米などの生活必需品の価格が高騰することを示す例にもなっている。

　町会所に詰めていた「町会所年番」の名主（年番肝煎名主が改まったもの）から、それぞれの名主組合に対して、以前の例にならって、対象者を調査して給付を申請するよう通達した。8月23日から9月5日までの間に、申請と給付を完了せよとの指示も伴っていた。また、定例の御救の申請は、並行して行っても差し支えないともしている。

　インフルエンザや麻疹の際に培ったノウハウに従って、幕府では町会所を通じてコレラの際にも救済を実施したのであったが、関係者の「慣れ」も問題になっていた。御救がたびたび行われ、名主や家主などの関係者が手続に慣れ切っているために、杜撰な調査に基づいた給付申請がなされることがあった。そこで「しっかり取り調べることが肝要だ」とはっきりと記している。とはいえ、それは享和3年（１８０３）の麻疹流行の時のように、町役人やその家族にもコレラを患う者が多かったからかもしれない。

こうした手続きにより、男女計52万３０７６人に救助米２万３９１６石８斗が支給（金１両を米４斗と換算すると約６万両）された。４歳以上の男性は白米５升、60歳以上75歳以下の男性と女性は１人３升の支給だった。この時は、コレラという生死に直結する未曽有のパンデミックであったこともあり、給付人口が50万人を上回ったこともあるが、其日稼の人々の増加も否定できないだろう。

これだけ大きな支出であったが、当時の町会所の貯蓄高をみると、文政11年（１８２８）が金46万２４００両余、貸付金28万２００両、籾17万１１０９石、コレラ流行直前の安政江戸地震が起きた安政２年（１８５５）には、金20万３０００両余、貸付金17万６６００両、籾46万７１７８石であったので、コレラでもビクともしなかったことになる。

その後コレラは、安政６年（１８５９）の７月から９月にも流行し、文久２年（１８６２）になると、麻疹の大流行に続いてコレラも流行した。この時の麻疹は、享和３年（１８０３）の時にもまして劇症型だったこともあって、安政５年のコレラ禍よりも被害が拡大したが、この時の御救については、史料が散逸している。『武江年表』（続編）では「暴瀉病少しく行わる。死亡の者、去年の半より少し」とある。文久3年（1863）のコレラも同様である。

とはいえ、この時はコレラ（暴瀉病）流行への対応として、町年寄の館市右衛門は翻訳本が出版されていた『疫毒予防説』を書物問屋から納入させ、それぞれの名主組合の世話掛名主（肝煎名主が改まったもの）に3部ずつ配布した。文久2年8月14日のことである。江戸の都市行政機構を通じて、コレラ予防・対応方法が組織的に市中に広められたのであった。この『疫毒予防説』は洋書調所の教授方が翻訳・刊行したもので、ヨーロッパのコレラ対策となっていた避病院制（隔離）や検疫が必要であるというものであった。

一方、当時、天然痘に画期的な効果を持つ種痘が定着し始めていた。幕府も下谷和泉橋にあった西洋医学所において種痘を植え付ける人を募っていたのであった。しかし、コレラの直前に流行した麻疹がそれに大きく影響していた。

麻疹の流行のため、種痘を受ける希望者がいなくなり、種切れになる恐れが生じたのであった。そのため、16日になると、町奉行所は各町の名主に対して、種痘を受ける人員を西洋医学所かその出張所に差し出すように申し渡している。麻疹の大流行がコレラと合わさる形で、医療の障害となっていたのであった。

医療だけでなく、経済への影響もあった。８月22日になると、石問屋の行事（事務局長）から冥加として上納していた玄蕃石の納入を延期してほしいと願い出たのである。

この背景には、安政江戸地震の後、石問屋は江戸の復旧・復興に必要な玄蕃石（敷石や側溝蓋などに用いる長方形の板石）を冥加として幕府に上納してきたことがあった。しかし、上方で石を切り出す者や、運送の船手の要員たちが流行する麻疹やコレラに感染したため、石材が払底したのであった。そのため、上納するにも品物が手元に届かなくなってしまっていたのである。麻疹とコレラの流行により、石材の採掘や海上輸送等、生産・流通が途絶したわけで、海上輸送に多くの消費物資を依存していた江戸では、多かれ少なかれ、そうしたサプライチェーンの途絶による影響が生じていたのであった。

第 5 章

パンデミックvs.
経済政策……
政策ツールの総動員

――自助・共助・公助で乗り切る

1　武家政権による福祉政策

パンデミックの御救だけでない

第3章と第4章では、江戸でパンデミックが発生した際に、其日稼《そのひかせぎ》の人々を対象に展開された救済事業（御救《おすくい》）に焦点を当てた。しかし、当時のパンデミック対策、とりわけ経済に関係する政策は、こうした直接給付だけではなく、多様な施策の組み合わせとなっていた。しかも、それらのパンデミック対策の多くは、江戸で頻発した大火や大地震、風水害、飢饉といった災害への対応と共通した目的や方法、発想によって実施されていた。

というのは、感染症の流行の頻度よりも、火事や風水害、飢饉などの災害の方が多かったからである。そのため、パンデミック対策の多くは、非常災害への対応として幕府に蓄積された経験やノウハウの積み重ねのもとに行われている。

たとえば、感染症も含め大きな災害や飢饉が発生すると、米や生活必需品を中心とした買い占め・売り惜しみのほか、物価上昇に結び付くことが多かったので、直接的な値上げ防止策はもとより、江戸に入って来る物資を潤沢にさせるための流通政策も不可欠だった。

其日稼の人々の生活は、米価とともに銭相場の動向によっても大きく影響された。銭安になれば、購入できる必需品の量や質が減ったので、銭の通貨価値を高めに調整することにも幕府は取り組んだ。それらは、現在の金融政策や通貨政策に通じるものといえる。

さらに、打壊しのリスクを減らすために御救などを実施する側面もあったが、将軍による統治の正当性ないし当時としての〝公共性〟を確保する観点も含まれていた。

第4章でも触れたように、享和2年（1802）のインフルエンザ大流行の際に臨時の御救を開始する意義について、「御憐愍之御趣意を以、御救筋之儀被仰出候」（御憐愍の御趣意によって御救を実施するように将軍が仰せ出された）と幕府自身が述べている。

この「御憐愍の御趣意」という表現は、〝将軍の御仁政〟と同様の意味を持ち、当時の観念として、統治者の人々に対する最高レベルの公共性を意味していた。そこには、御救に象徴される善政によって民を生かすことが将軍による統治の正当性を具体化するものであり、幕府の永続（持続的発展）に不可欠であるという認識が、政策決定に関与する者たちに共有されていたのであった。

そうしたこともあって、御救小屋の設置による窮民救済や、お堀の浚渫工事を行って〝失業者〟や生活困窮者に日銭が回るようにする対策も行われていた。これらは〝公助〟に相当するが、その一方で、生活困窮を和らげるため、米価調整や金・銀・銭相場を含む物価対策にも取り組んでいた。問屋や株仲間を使った金融円滑化などの環境整備という〝共助〟を通じて、困窮者に生業を与えて自営業者を創り出して自ら稼がせる、つまり〝自助〟を実現するための工夫も凝らされていた。

さらに、消費拡大などの景気刺激策も継続的に行われていた。江戸を含めて当時は寺社の祭礼や開帳が盛んだったが、そこには、景気刺激のために祭礼が振興されていたという事情もあった。江戸名物の火事でさえも大いに景気を刺激していた。

火事はともかく、武家政権である江戸幕府が、約260年の江戸時代を通じて、現代の経済政策や福祉政策に通じる多様な取り組みを展開するように変化していったわけである。そこでこの章では、経済や社会面における幕府の危機対応を紹介しながら、幕府のパンデミック対策のバックボーンについて描いていきたい。

御救小屋は江戸時代のはじめから

御救小屋の場合、たとえば、江戸初期の寛永19年（１６４２）に発生した寛永の大飢饉では、餓死する者のほか、乞食になって裸で菰を被って道路に横になる者が江戸中に溢れた。下着まで衣類を売り払っていたのである。

徳川家康が天下を取り、全国の大名を江戸の城郭や市街地建設に動員したこともあって、江戸時代の初期から、江戸は労働者を地方から引き寄せており、労働市場さえ成立していた。しかし、彼らの多くは、飢饉などのリスクの影響をまともに受けやすいのが実態だった。

そこで幕府は、町奉行に彼らの本国を調べさせて、判った者は郷里の領主・代官に命じて帰国させたほか、市中に仮屋を建てさせて粥の施行（炊き出し）などを行わせている。

明暦大火（１６５７年1月18、19日）の時も町奉行所などにより、御救小屋の設置や食料提供などが組織的に行われ、鎮火の翌日の20日からは罹災者に粥が配られた。天明6年（１７８６）7月の江戸水害では、両国橋のたもとなどに施行小屋を設置し、罹災者に食事

図表5-1　明暦大火の際の施行

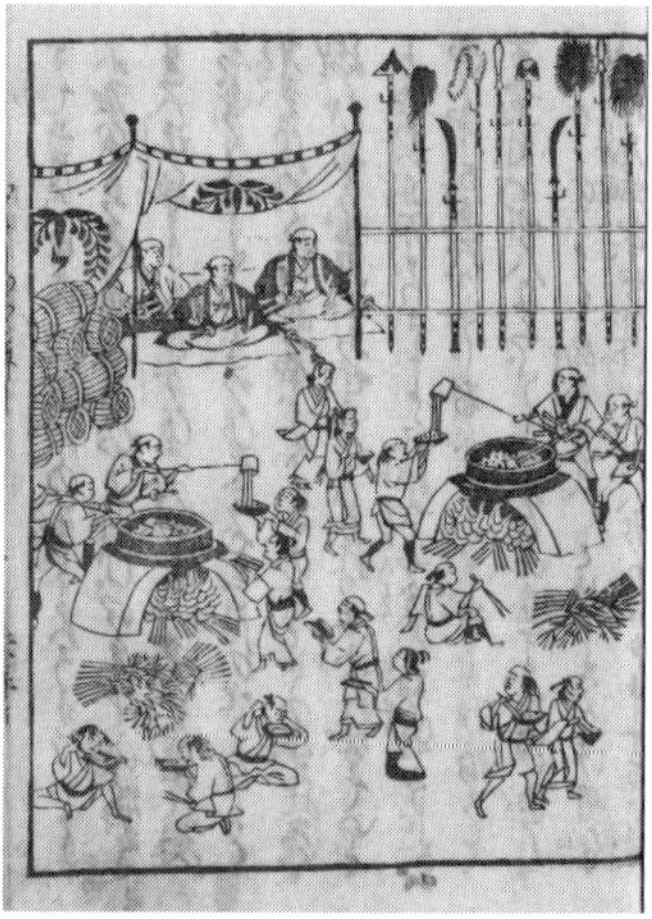

出典：『むさしあぶみ』（国立国会図書館デジタルコレクション）

を与え、病人の手当ても行っている。

享和元年（1801）には、関東郡代・中川忠英が、馬喰町馬場と柳原土手外石置場を御救小屋の建設用地と定めることを申請した。水害の際の救援場所をあらかじめ指定したのである。

文政12年（1829）3月の文政大火（己丑《きちゅう》火事）の際には、仮屋を市内11カ所に設置して数千人の罹災者を収容し、握り飯や梅干しなどを配った。必要な米は、町会所から出されている。

安政江戸地震の救援活動で大活躍した南町奉行所の与力・佐久間長敬《おさひろ》は後年の回想で、御救小屋を建設する常請負人は、現代のプレハブ建築のように屋根や壁面、障子、雨戸などの半完成品の建築資材を備蓄していたので、（町奉行所の指示があれば）「千坪位の仮小屋は半日に出来てしまふ仕組が常に用意してあつた」と述べている。御救小屋ひとつを取っても、相当のノウハウが蓄積されていた。

なお、七分積金の創設の前年の寛政2年（1790）に火付盗賊改の長谷川平蔵が設立した石川島の人足寄場も社会の安定を目指していた。江戸に流れ込んで最下層の住民となった者は、ほとんどが人別帳に登録されない無宿人であった。人足寄場には、そうした無宿人を収容して、生業に従事させて「手に職」をつけさせて生活の術を与えるとともに、暴動発生の芽を未然に摘み取る狙いがあった。

享保期に始まった失業対策としての公共工事

御救普請も行われた。これは其日稼の人々を対象にした土木事業で、現代の失業対策事業や公共投資に相当する。

第3章では、享保18年（1733）のインフルエンザの大流行により、江戸城内が大混乱に陥ったと述べたが、その前年に発生した蝗害《こうがい》は、全国的な飢饉をもたらしていた。イナゴの大量発生により農作物が壊滅的被害を受けたのであった。江戸では米価が暴騰し、享保18年正月25日には、其日稼の人々を中心とする窮民約2000人が、米を買い占めているとの風評のあった米商・高間伝兵衛の屋敷や土蔵を打ち壊した。帳面は破り捨てられ、米などは付近の水路に投げ入れられた。これが江戸で最初の打壊しといわれている。打壊しは破壊活動には違いはないが、そのドサクサに紛れた窃盗や強盗、放火などは〝参加者〟たちが自制し合った。今日の欧米でよく見られる暴動や略奪とは全く異なるものであった。首謀者は後日捕らえられ、重遠島1名と重追放3名になった。打壊しは盗みの扱いではなかったから軽い処罰だった。むしろ町奉行所が、其日稼の人々のガス抜きにした可能性もある。

とはいえ、17日の段階で、不穏な空気を察知していたとみられる江戸の名主たちから「餓死者が多数にのぼる見込み」という理由で、御救米を求める請願が町奉行所に提出されていた。打壊し直前の23日になると、北町奉行・稲生下野守正武の立ち会い、町年寄3人の出席のもと、南町奉行・大岡越前守忠相《ただすけ》から御救米を名主たちに配ることが申し渡され、27日から四日市広小路土手（現・中央区新川1丁目付近）の米蔵で配り始める算段になっていた。この手続では、町年寄が町奉行の命令を名主に伝える役目を果たしていた。そこが七分積金の場合と異なっていた。米の支給は正月晦日から始まった。男性1人には1日2合、女性は1日1合の割合で、関係の町々は運搬用の船や荷車を仕立てて受け取った。

一方、打壊しの当日、幕府は、江戸城の濠の浚渫を6大名に御手伝普請として命じた。御手伝普請とは天下普請と同じで、将軍の命により大名の負担で土木工事などを施工することである。2月に始まった浚渫では、2月朔日に年番名主から北町奉行所に出された要望に基づき、工事に雇われた15歳以上の者に、確実にカネが回る工夫もされていた。この要望のポイントは「浚渫工事を命じられた大名家が、入札や出入業者で工事業者を選定すると人々の助けにはならない」から、「各町から老若男女に限らず仕事のできる者を直接差し出し、賃銭も現地で支払ってほしい」というものであった。

そこで、各町から差し出した人員には、浚渫土を捨てに行く作業を直接割り当てた。請負業者に中間マージンを抜かれずに、御救が必要な人々に銭を行き渡らせるためである。

この措置は人々に好評で、「有徳院殿御実紀付録巻四」（『徳川実紀』）には、「これまで御濠の浚渫をしないのは疑問だったが、人々が困窮する今年、浚渫によって〝財貨多く下に散ぜ〟させたのは、この時を待っておられた将軍の〝神算〟だと、誰もが感歎した」旨が書かれている。それは、現在の不況時における公共投資と同様の発想であった。

失業対策事業とセットになった天保飢饉対策

天保7年から8年（1836～37）の天保飢饉では、7年10月に市内の神田佐久間町一丁目などに21棟の御救小屋が建設され約5800人が収容された。翌年になると、市外の品川、板橋、千住、内藤新宿にも御救小屋が設置された。これらは日本橋から最も近い宿場であった江戸四宿《ししゅく》の場所で、遊興地としても栄えていた。

また、第4章でも述べたように、江戸の其日稼の人々に対して、1回目の臨時の御救として、天保7年7月から10月にかけて白米6562石余と銭10万9377貫文余りが35万3555人に配られ、2回目は11月から翌年4月までに白米1万5359石余が40万9164人に配られている（2回目は、銭は配られなかった）。それに引き続き天保8年3月と5月にも、それぞれ2万俵ずつが配られている。

御救小屋には1日に1000人が殺到したこともあって、収容者を増やさないためにも、彼らに振売りなどの商売に必要な元手銭（1人400文）を与えることになった。御救小屋から稼ぎに出かけさせることにしたのである。御救小屋が撤収された後、彼らの自立にもつながると期待されていた。それは其日稼の人々の自助を促すことでもあった。

ところが元手銭を与えても、体を使って稼ぐ職人のほか、不要不急の商売である芸人や古道具屋の者たちの役には立たなかった。そこで11月、天保3年のインフルエンザ流行の際の臨時御救に続いて、飢饉対策の陣頭指揮を執っていた南町奉行・筒井伊賀守政憲《まさのり》（在職：文政4年〔1821〕正月～天保12年〔1841〕4月、和泉守、伊賀守を経て紀伊守）は老中・大久保加賀守忠真《ただざね》に享保18年の前例にならって江戸城の濠の浚渫を建議したのである。

「特に屈強な職人たちは、困苦に耐えかねて「何様之不了簡」を起こす恐れもあるので、上手・下手の別なく浚渫土の運搬をやらせて銭を与えれば、当面の困苦からは解放される」という理由である。爆発しかねない身体壮健な職人たちを浚渫作業に従事させて、生活の維持と打壊しの予防の一石二鳥を狙ったのである。「何様之不了簡」とは打壊しのことである。

こうして3月晦日から6月12日までの61日間にわたって、浜御殿の周囲の堀の浚渫工事が行われた。事業費の予算は3076両で、堀の締め切りや桟橋、足場の設置、作業場などの建設に幕府から金1535両、後述の「御救人足賃銭」の分が金1541両となった。そして、江戸の町々から1日に420人を差し出すこととなった。

8月29日の決算報告では、浚渫土の運搬費は銭6664貫612文（金換算で金1139両1分。金・銭相場は、金1両が銭5貫848文）で、計3万7018人に1日平均で1人銭176文が支給された。また、労働者の指揮・監督、賃銭を支払う際の立ち会いのために、南北の町奉行所からそれぞれ与力1人、同心3人の計8人が浚渫現場に毎日派遣された。こうして「御救人足賃銭」が、雇用を創出する形で〝元気な〟其日稼の人々たちに行き渡った。

金融政策も……銭相場を使った米価対策は雇用創設に

実は、この浚渫土の運搬費用に充てられた銭6664貫余のもとになった金1139両余は、江戸の銭相場を筒井の主導によって銭高に誘導したことにより、両替屋たちが労せずに手にした為替差益の八歩《ママ》（80％）で、それを町奉行所が取り立てたカネであった。

この銭高誘導は、12月に金1000両分の銭を幕府が両替屋から買い入れる形で行われた。市中で通用する銭を吸い上げれば、銭の流通量は減るので、銭の価値は相対的に高くなる。その結果、米価や諸物価は引き下がるので、銭で生活必需品を購入する其日稼の人々の生活難が改善されると考えたのである。これは、金融政策の一種であった。

しかし、両替屋たちから取り立てた金1139両を、先ほど紹介した元手銭のように人々にバラ撒いたのでは、市中に銭が供給されて、せっかくの銭高誘導が水の泡になってしまう。それは筒井の判断でもあった。そこで、このカネを浚渫土の運搬を通じた御救人足賃銭に充当して、間接的に市中に還元される方法を考えたのであった。しかも、この方法ならば、運搬費については幕府の懐は痛まなかった。両替屋たちとしても、幕府の銭高誘導によって得た利益だったから、取り上げられても文句は言えなかったのである。

なお、浚渫工事は普請奉行の管轄で行われたが、初めから浜御殿の堀を考えていたのではなかった。筒井の構想では、一橋門から数寄屋橋と清水門から竹橋門までを浚渫しようとしていたが、普請方の見積もりで、それでは両替屋たちから取り立てた金額では足りないということが判明した。そこで、〝予算〟の範囲内に収まる浜御殿を囲む堀に白羽の矢が立てられた。幕府の金融政策によって両替屋に転がり込んだ為替差益を、雇用創出の形で其日稼の人々の救済に振り向けたのは、所得の再分配と同様の意味も持っていた。

一方、天保7年の12月になると、札差や木綿問屋などの江戸を代表する富商104人が10

万両を飢饉対策のために町奉行所に献金した。当時、飢饉や災害に際して富裕な町人（有徳の者）が施しをすることが慣例になっていた。これは〝共助〟の一種であった。それは、打壊しのリスクにさらされていた富商たちの保険でもあった。町奉行所や町会所から「今のうちに出しておいた方が身のためだ！」「打ち壊されても知らないゾ」と、強力に寄付を求められた可能性もある。

当時、大坂で起こった大塩平八郎の乱や、兵庫などの打壊しのことが江戸でもよく知られており、不穏な空気が充満していた。富商たちにとって、寄付をしない選択肢はなかったことだろう。同時に、寄付は江戸の富商たちの社会的責任を果たすものでもあった。

このように、飢饉や打壊しへの対応をはじめとするセーフティネットの維持には、定式や臨時の御救、御救小屋の設置だけではなく、雇用創出から金融政策、米価引き下げや物価対策も含んだ総合的な政策展開が必要となっていた。また、当時の幕府はそうした政策を、試行錯誤を重ねながら駆使していたのであった。パンデミック対策を含む危機管理は、福祉政策と経済政策が組み合わさった総合政策であったわけである。こうした一連の政策もあって、天保飢饉が天明飢饉よりも深刻だったにもかかわらず、江戸では大規模な打壊しには発展しなかった。ただし、幕府が地方から江戸への廻米を強力に推進した側面もあった。

2 零細事業者の自立・自助……コストをかけずに人々を食べさせる方法

食物商人対策も

また、江戸時代の初期の段階から、幕府は貧窮者に生業を与えることに取り組んでいる。最も手っ取り早い方法は、仕入れた商品を売り歩く振売りや、露店の営業などであった。たとえば、万治2年（1659）正月になると、江戸市中の50歳以上の高齢者、15歳以下の幼年者や障害者に、振売りの商札を交付して自助・自立の道筋をつける一方で、新規のほか、相応の生活ができるはずの家持には禁じている。

寛政期（1789～1801）以降になると、幕府は奢侈の抑制の一環として、江戸市中の零細な飲食業者の店舗削減に乗り出していた。当時、こうした業者を町奉行所などは「食物商人」と呼んでいた。こうした商売は、まとまった資金も不要で、手軽に開業できるから無秩序に増えていたのが問題視されていた。世の中、少し景気が上向くと、雨後のタケノコのようにこうした商売の新規参入が繰り返されていた。

寛政11年（1799）、町年寄・樽与左衛門が市中の飲食業者の秘密調査を命じた。町奉行所の指示とみられ、居酒屋、茶漬屋、田楽屋、すし屋、汁粉団子屋、玉子焼屋、手打蕎麦屋などの19業種であった。そして約5年後の文化元年（1804）12月、樽与左衛門から肝煎名主らに食物商人の名簿と、商売の相続・譲渡の手続きを申し渡した。新規開業とともに親子兄弟・養子以外の相続は許されない扱いで、芝居の江戸三座のある堺町・葺屋町・木挽町と新吉原を除く江戸市中の店舗営業型の飲食業者が対象となっていた。

それらの食物商人は、棒手振などの行商人とは異なり、零細でも店を構えており、〝生産手段〟を持っている点が特徴であった。とはいえ、日銭稼ぎを自転車操業で続ける点では、其日稼の人々と重なっていた。

それゆえ町奉行所も、それらを本気で削減させようとしていたかどうか微妙であった。文化元年の計画では、6165軒を5年で6000軒まで減らす予定になっていたが、その程度の〝削減計画〟は名目的なものでしかなかった。また、親子兄弟とともに養子による相続も認められていたことからも、削減よりも現状維持に主眼が置かれていたとみられる。

しかも、この〝削減計画〟は延長に延長を重ね、天保6年（1835）の調査で5757軒まで減少したところで、「以後、これより増加させないように」と天保7年（1836）に町年寄から年番名主へ申し渡しがあるまで、約32年間も続いた。

このうち最初の延長は、文化3年の「丙寅《ひのえとら》の大火」の復興を進める中で、零細業者に自ら稼がせるためであった。次は文政4年3月で、町奉行所は食物商人の削減計画を5年先延ばしにした。これは、2月末から3月上旬にかけてインフルエンザの大流行に伴う臨時の御救で銭が支給された時期と重なっており、両者は関連していたとみられる。臨時御救に続く〝次の一手〟がこの措置だったといえるだろう。

この措置は、「削減目標を達成するには962軒の転・廃業が必要だが、もともと零細な彼らには商売替えするための資金もない。無理に削減すると妻子を養えなくなるから、なんとかしてほしい」という名主たちの嘆願に基づいていた。町奉行所も「格別の御憐愍」により2度目の延期を認めた。零細でも自営できる者に商売を続けさせた方が、御救の対象者が減るだけでなく、経済も上向きになり、社会不安の除去にも得策だったからだろう。

その後、天保7年になると、親子兄弟や養子以外でも差し障りのない者には食物商人の相続が許可された。天保飢饉を乗り切るために、零細でも自力で商売させようと規制を緩和したのであった。しかし、天保9年（1838）には、親子兄弟・養子以外の者への譲渡が禁じられた。あわせて奢侈禁止の見地から、「道路へ屋台店を出して飲食物を販売するのは其日稼の者たちの生活のためだから、高価な品の販売や高級食器の使用は許さない」という扱いになっている。

3　感染症と流通促進・物価対策……薬やモノを安く豊富に

表彰による風邪薬の値下げ促進

大火や大地震などの災害、飢饉が発生すると、米価や諸物価の高騰、それを見越した買い占めや売り惜しみなども発生した。そのため、町奉行所をはじめとする幕府は、物価抑制や流通促進に迫られた。感染症の流行に際しても、大火や大飢饉の時ほどではなかったが、町奉行所は対策をめぐらしていた。

たとえば、享和2年（1802）のインフルエンザ大流行の時には、町奉行所は「風邪薬」の値上げ防止と流通促進にも取り組んでいる。

其日稼の人々に、御救銭の給付が始まった3月18日、日本橋室町三丁目（現・中央区日本橋室町3丁目付近）で薬を商っていた桐山三耳という商人が「奇特」ということで、町奉行所から表彰された。この場合の表彰とは、奉行所が「誉置《ほめおく》」というものであった。この件は、老中・松平伊豆守信明にも報告されて褒めることになったが、本人を城に呼び出すと驚いてしまうので、町年寄の樽与左衛門が奉行所に呼び出したのであった。

なお、日本橋室町には江戸時代の初期から薬種店《やくしゅだな》が集積しており、現在も日本橋周辺には日本を代表する製薬大手から家庭薬まで、多くの製薬企業の本社が集まっている。

三耳が表彰された理由は、インフルエンザが流行し、風邪薬を購入する人々が増加する中、当時の表現でいう「軽もの《かるき》」のために、通常よりも安値で薬を販売したためである。この「軽もの」は、御救の対象となった其日稼の人々と重なっている。なお、三耳本人は病気だったので、表彰を受けたのは代理の者となっている。表彰を呼び水にして、同業者たちに同様の行為を促したのだろう。その効果かどうか、はっきりは判らないが、三耳と同様な例が3月18日以降になるとポツポツ現れるようになっている。

この文書には、表彰とともに、名主たちへの指示も記されている。「今回、町奉行所は三耳を表彰したが、町々の薬種屋や売薬屋たちが薬の価格を吊り上げることがあってはならず、もし、そのような事実があれば、糾明した上で処分することになる」「それゆえ、それぞれの名主に対して、支配する町内の関係業者たちに対して薬の安価販売が行き届くようにせよと申し付ける」というものである。

また、この3月18日の表彰を南町奉行・根岸肥前守鎮衛から老中に上申した文書では、「薬の場合は定価があって、包み紙や効能書にも値段を表示してあるので、便乗値上げは難しい」「問屋の卸価格が高騰すると小売価格も値上がりするので、本町組薬種問屋と大伝馬町組薬種屋たちには、町年寄から卸売価格や調合薬の価格を引き上げないよう命じている」「町々の小売薬種店で風邪薬を調合して販売する際には、軽き者たちが難儀しないように、なるべく安値で販売させるよう注意するよう、名主たちにも通達している」といったことを報告している。つまり、南町奉行は上司には「便乗値上げは難しい」と言いながら、一方では「卸売価格の値上げをしないように命じた」「町々の小売価格もなるべく下がるように働きかけている」ように、卸と小売の2段階からなる薬のマーケットに対して、強力に働きかけを行っている。

物価対策も実施……問屋を使った高騰防止

一方、翌3年の麻疹《はしか》の大流行は、マーケットにも大きく影響した。第4章では、御救の実施の正式な決定は5月17日だったが、平常の窮民救済スキームによる事実上の救済は4月15日以降に始まっていたと述べたが、その頃から、町奉行所は関連する物価対策も展開していた。4月10日の段階で、薬の高騰を防ぐ対策として、薬種相場の価格を薬種店などの店頭に掲示させたのであった。

この薬価対策からは、第3章で述べた町奉行所―町年寄―諸問屋ないし株仲間のルートによって、幕府の経済政策が江戸の町で展開されたことを具体的にみることができる。

最初の動きは、4月7日、本町組薬種問屋と大伝馬町組薬種屋の2つの問屋組織の行事が町年寄の樽与左衛門から呼び出され、麻疹の主な治療薬を調査し、相場価格を店頭に貼り出すように命じられた。この行事というのは、問屋や株仲間という当時の〝業界団体〟の代表ないし事務局長に相当するといってよい。

薬種問屋たちの店頭に相場価格を掲示することによって、小売業者にはその価格で販売することが徹底されるとともに、同じものを町年寄の役所にも提出させて縛りをかけたのである。仮に、掲示した価格よりも高値で販売されれば、〝役所への届けがインチキだ〟ということで、薬種問屋たちは責めを負うことになったのである。事実上の〝公定の上限価格〟が設定されたわけであった。この措置によって、町々の薬の小売業者だけではなく、煎じ薬などを出す茶屋などにも、この価格を徹底させることを狙っていた。それゆえ、問屋から小売に至るまで、この周知が命じられている。

町年寄から正式に呼び出されたのは7日であったが、水面下ではそれより前から町年寄側と薬種問屋側でのやりとりがあった。というのは4月4日付で「書上薬種直段相場書写」、つまり、薬種の相場価格を町年寄に提出したものの写しが作成されている。そこには、大伝馬町組薬種屋行事の名で13種類の薬種について、それぞれ1斤あたりの相場価格が記されていた。

桔梗《ききょう》・銀3匁3分、半夏《はんげ》・銀3匁3分、紫蘇《しそ》・銀2匁5分、麻黄《まおう》・銀18匁5分、荊芥《けいがい》・銀2匁、真防風《しんぼうふう》・銀2匁5分、玄参《げんじん》・銀5匁2分、牛房子《ごぼうし》・銀2匁2分、唐升麻・銀11匁5分（ただし、上品は銀12匁4分）、和升麻・銀1匁5分、葛根・銀1匁9分などとなっていた。

10日になると、この相場価格の一覧と、それを町内の小売薬種屋などに周知するように、それぞれの名主組合を経て、町々の名主たちに通知されている。ここで大事なのは、この〝公定の上限価格〟の一覧表を作成したのが、町奉行所や町年寄といった当局側でなく、あくまでも薬種問屋の組合組織だったことにある。第3章で、江戸の各町の自治的機能は高度だったことを述べたが、問屋や株仲間などの同業者で構成される組織も同様だった。

上限価格が同業者の自律的・自主的な意思決定によって作成され、それを町年寄が承認することによって、当時においては法的拘束力を備えるものとなったからである。しかも、業界団体が〝自主的〟に決めているため、同業者どうしの〝お互いの目〟が〝抜け駆け〟の防止に有効だった。

続いて19日になると、今度は青物や乾物類の高騰に歯止めをかけて、通常の価格に引き下げる動きも始まった。薬だけではなく、青物や乾物類は当時の〝病人食〟となっており、麻疹が大流行している中では需要も高まり、価格も上昇するようになっていたからである。

これは町年寄からの町触によるもので、「青物や乾物類の価格が格別に上がっているのは不埒」「早急に平常の値段まで引き下げろ」という内容であった。この町触には、薬種問屋の件にも言及しながら、他のすべての商品についても、麻疹の関係で値段が引き上げられたものがあれば、早急に引き下げるよう命じる文言も含まれている。

そこには、もし同様のことがあれば、関係する問屋組合や株仲間などに「薬種問屋たちに実施させたような方法で対処するゾ」ということを宣言したものとも読めるだろう。また、この通達の発信は町年寄役所であるが、内容は「町奉行所の指示」なので、町々に残らず入念に通達せよと結んでいる。

このように、薬種の〝公定の上限価格〟を薬種問屋たちの業界団体に定めさせ、青物や乾物類の価格引き下げを命じたのは4月上旬であった。つまり、其日稼の人々への直接給付である御救は町会所、業界団体を通じた物価対策や流通促進は町年寄経由で行うということで、両者の役割分担がされていたのであった。

米の備蓄と米価調節……町会所の囲籾の積み増し

天保3年8月、当時14万石だった囲籾高を30万石まで積み増そうという北町奉行・榊原主計頭、南町奉行・筒井伊賀守、勘定奉行・土方出雲守勝政などからの建議を、老中・水野出羽守忠成《ただあきら》が許可した。この建議の原案は、5月に町会所から上げられていた。

その目的は、14万石の籾の備蓄では、もしもの非常時には御救米が不足する恐れがあったので、豊作が見込まれた天保3年を好機として、備蓄高を増やすことにあった。また、米が豊作だと米価が安くなりすぎるので、その調整も念頭に置かれていた。町会所には、市中の米の買い入れによる米価安定の機能も備わっていたのである。

この建議によれば、14万石の籾は玄米に舂くと7万石で、万一の荒凶の際に、当時の江戸町人の総人口50万人に御救米として給付すると約30日分で、それでは不足が懸念されていた。七分積金の制度が創設されてから約40年経つが、いざという時に積金があっても御救米を確保できなければ意味がない、という認識である。そこで、16万石の籾を買い増そうというものである。

そうすれば、遠国で米が不作になっても、江戸市中や関東近在の米穀業者たちが、米の売り控えや囲い持ち、値上げに走ることが抑制され、米価の平準化の助けになると期待された。ただし、一度に買い入れると米価を上昇させるから、当年（天保3年）のように豊作が見込まれる年を見計らって米市場に影響しないように買い足していくことになった。

しかし、翌年になると天保飢饉が始まり、第4章でも述べたように、江戸では9月と10月に相次いで臨時の御救が行われ、それぞれ約31万人に米が配られている（第3章、図表3－3）。天保3年からの米の買い増しは絶妙のタイミングだった。

4　景気刺激で社会不安を解消

遊山の奨励……江戸時代のGoToキャンペーン

このような物価対策や流通対策とともに、其日稼の人々を念頭に置いた景気刺激も行われていた。そこには、「江戸を不景気な状態にするならば、下層町人の蜂起・騒動を覚悟しなければならず、それを回避するためには、かれらの生活と営業の成り立ちを維持する措置、具体的には〝繁華〟で〝賑わう〟江戸を維持し続けることである」（藤田覚『遠山金四郎の時代』）という遠山や筒井といった天保期の町奉行の認識があった。

天保8年（1837）2月、江戸市中に「普請」と「遊山」を奨励する町触の案が出された。現在なら建築工事と観光の振興といったところである。天保飢饉の当時、天候不順が続いて全国の米の収穫が激減し、江戸では米価高騰が人々の生活を直撃していた。町奉行所は、御救小屋の設置とともに、米の節約と雑穀食の奨励、遠国からの米の買入れへの便宜供与など米の確保に奔走していた。一方、米価が高騰すれば、米に対する銭の価格が下がり、諸物価は跳ね上がった。そこで、銭相場の高値誘導とともに、諸物価の引き下げも命じた。

ところが、物価引き下げという緊縮策が発せられると、それでなくても飢饉で世の中が沈滞していたこともあって、カネを使える人々にも自粛ムードが蔓延した。周囲を気遣って、カネのかかる普請を遠慮したのである。

そのため、屋敷の新築や改築はもとより、修繕などの工事までも大きく減少したのである。また、家族を物見遊山、旅行に出す者もいなくなってしまった。そうなると、打壊しの

〝実働部隊〟に早変わりする職人や鳶人足などの収入の途は、さらに閉ざされてしまった。また、江戸市中や周辺で遊山客を相手に其日稼の商売をする者たちも同様だった。打壊しの危機が迫っていたのである。町触案では「兎《と》角《かく》心《こころ》得《え》違《ちがい》いたし候輩《やから》は多く職人鳶人足《とびにんそく》等の類《たぐい》」と、心得違い＝打壊しをする危険のある者たちを表現している。

そこで、高間伝兵衛方が打壊された享保18年（１７３３）の例にならって、普請と遊山を町触で奨励することが検討されたのであった。享保18年2月に出された『御触書寛保集成』に掲載されている触書でも「米価が高騰しているなかで、町方では最近、普請等を遠慮し、妻子等を遊山に出さないようになっていると聞くが、問題ないので、遠慮なく普段どおりにせよ」となっている。

天保8年の町触案を作成したのは南町奉行の筒井伊賀守政憲で、当時同役だった北町奉行・大草能登守高好《たかよし》に回付し、大草から異存のない旨が回答されたので、筒井が老中・大久保加賀守忠真あてに伺として提出したのである。

町触案では、打壊しのターゲットになる富商などが「施心ニて」普請を始めることもあると、彼らの社会的責任に期待していた。これは、現在のＣＳＲに相当するだろう。飢饉や米価高騰、物価引下令などに遠慮している者たちを普請に誘導する呼び水でもあった。それにより零細な商売人などにもカネや米が廻り、職人たちの気も和らいで騒ぎ立てるリスクも減るという見立てだった。

ところが普請が始まると、職人たちが過大な手間賃を要求したり、小人数で足りる現場に大勢で押しかけて賃銭をねだる恐れもあった。そうなると普請は中止となって、元の木阿弥になってしまう。

そこで町触案では「普請等を遠慮し、妻子等を遊山に出さない者がいるが、問題ないので遠慮なく普段通りにせよ」とした上で、人足・職人が大勢集まって祝儀をねだる行為などを厳禁した。そして、職人等は過大な賃銭を求めず、商人は過分の利益を貪らず、「世上互に救い合いの心得を以って、個々の利潤に係らず正路の渡世を送れ」と結んでいる。

飢饉に伴う米価高騰を乗り切るため、其日稼のうちでも肉体労働系の者たちには建築工事による日銭、商売人向けには旅行の奨励による日銭の供給を増やす途を開こうとしたのであった。特に遊山の奨励は、〝補助金〟は出なかったが、〝江戸時代版ＧｏＴｏキャンペーン〟といえるだろう。

火事は景気刺激？

木造建築物から構成されていた江戸時代の諸都市の中で、江戸の火災の多さは突出していた。幕府の直轄都市だった大坂や京都と比べても多かった。それが〝火事と喧嘩は江戸の華〟という言い方につながっている。現在の千代田区、中央区の範囲は、江戸時代を通じて平均3年に1回くらいの割合で火災にあっている。

実は、火災の原因の大部分は放火とみられている。放火を裏付ける証拠は少ないが、ほとんど鎮火した段階で、無関係な場所に〝飛び火〟して燃え広がるような例もみられる。明暦大火は反幕テロによる放火だったが、むしろ不景気になると火が出る傾向にあった。

というのは、火災は確実に景気を刺激したからである。とりわけ其日稼の人々は火事を歓迎した。火災の復旧・復興によりカネが回ってきたからで、火事は「世直し」と呼ばれていた。

幕府の御触書にさえ、放火を前提とした法令が存在する。文政2年（1819）には、「最近、強風でもないのに大火になる原因は、町火消たちが迅速に出動しなかったり、たびたび火事場で喧嘩口論したりするので、消火が手遅れになるからである。その上、消火の実績・手柄を見せるために『呼火《よびひ》継火《つぎひ》』を行う者もいると聞くが、万一そのようなことがあれば〝不届きの至り〟という触書が老中から町奉行あてに出されている。

この「呼火」とはほかから火種を持ってくることで、「継火」は消えた場所の火を再び起こす行為である。江戸の消防組織は自在に火事を操るノウハウを持っていたのであった。

幕末の嘉永5年（1852）にも、町奉行所の御白洲に呼び出した町火消「い組」の人足総代で頭取の伊兵衛ほか63名の幹部たちに北町奉行・井戸対馬守覚弘《さとひろ》が、火消人足の管理と不良火消人足の取り締まりの徹底を命じた。内容は文政2年のものと共通する。町奉行じきじきに、町火消の〝頭《かしら》〟たちに〝放火を禁じる〟ような命令を出しているのであった。

安政2年（1855）10月の安政江戸地震は、町方の被害に限っても、死者4293人、負傷者2759人、家屋の倒壊・焼失は1万4346戸と、甚大な被害をもたらしたが、地震直後から「鯰絵」が大流行した。当時は、地下に地震を起こす大ナマズがおり、それを鹿島神宮の「要石《かなめいし》」が押さえているとされていた。地震直後は、地震を引き起こした大ナマズを退治する図や、大ナマズを暴れさせた「要石」が反省する絵柄の鯰絵が飛ぶように売れた。

ところが、震災復興により景気が良くなると、復興ブームで潤った大工・左官などの職人たちが芸者を揚げて大ナマズを接待するような絵柄に変化していった。切腹した大ナマズの腹から小判がザクザクというものもある。しかも、地震を伝える瓦版には「世直り」と表記したものもあった。放火による火災によって景気が良くなれば他動詞で「世直し」、人間の手によらない地震によって好景気になれば自動詞で「世直り」となったのである。

お祭りでも人々は潤った

享保、寛政、天保期をはじめ、江戸時代を通じて奢侈禁止令がたびたび発せられた。幕府財政の再建には大奥の女性たちの倹約が不可欠だったからである。町人たちの贅沢は、大名家や旗本家の女性たちを経て、すぐに大奥に波及したのであった。しかし、倹約には、いつも大奥が強く反発した。老中・水野越前守忠邦が大奥最高位の女官である上臈《じょうろう》・御年寄の姉小路局《あねがこうじのつぼね》に経費節減を求めたことがあったが、「大奥の者は人間本来の欲求を捨てているのだから」と一蹴されている。

図表5-2　鯰大尽の遊び

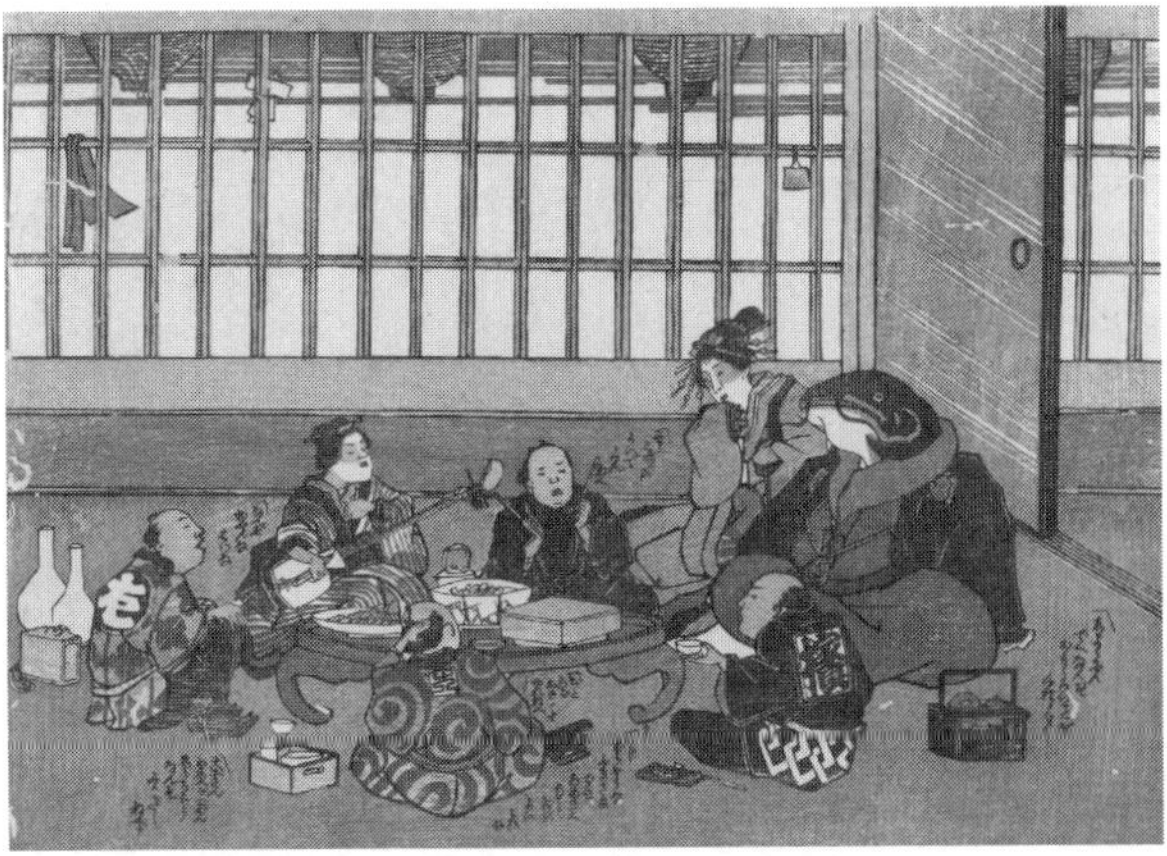

出典：国立国会図書館デジタルコレクション

徳川吉宗の命による享保6年（1721）の奢侈禁止令では、祭礼に付き物の豪華な練物《ねりもの》（仮装行列）などを禁止した。屋台は一切禁止、練物の人数制限、衣装の特注もダメとなった。この措置は天下祭《てんかまつり》に影響した。江戸時代、日枝神社の山王祭と神田明神の神田祭の祭礼行列は江戸城内に巡行し、将軍が上覧していたので天下祭と呼ばれていた。天下祭の呼び物は附祭《つけまつり》であった。流行の歌舞伎や浄瑠璃、伝説などを題材に、練物、曳き物、踊屋台などが競い合った。そこには大奥の意向が強く反映され、最先端のファッションを創り出し、江戸はもとより全国に及んでいた。

しかし時代を経ると、幕府は祭礼を景気刺激に有効だと認識するようになった。祭礼が盛んなら其日稼をはじめとする人々にカネが回るが、規制しすぎると、町は火が消えたようになるからであった。天下祭といえば大規模だったから、経済効果は莫大だった。其日稼の人々にも確実にカネが行き渡ったのである。

宝暦9年（1759）に出された奢侈禁止令は、この認識に基づいていた。豪華な祭礼を規制する建前には立っていたが「町中が繁栄して人口も増えるので処罰には及ばない」「賑わいに必要な笛・太鼓、最新の練物、三味線などの音曲《おんぎょく》は禁止しない」としている。〝処罰しないから賑やかにやれ！〟と言っているに等しい。衣類の規制は享保6年の措置を踏襲したが、「金箔が必要なら真鍮箔で、高価な紅花染めの縮緬《ちりめん》（緋縮緬）は安い紅茜《べにあかね》で代用せよ」と、代替策まで示して祭礼の賑わいを促進している。

ところが、安政2年（1855）の神田祭の時から江戸城への入城が禁止になった。これに対して「それでは景気が悪くなるから再検討を」という意見が町奉行から出されたほか、老中以下も「江戸市中の物資供給を潤沢にしなければ開港後の外国人居留にも支障が出る」と判断したこともあって、入城は復活した。

　このように、目に余るほど華美・贅沢でなければ、賑やかな祭礼はかえって景気刺激になるという認識は、江戸時代の後半には確立しており、時代を経るにしたがってその傾向は強くなっていったのであった。

経済優先と梅毒

　天保9年（１８３８）12月、北町奉行・大草高好は、町々で料理茶屋や船宿など〝接待を伴う飲食店〟がからむ売春営業を町触で禁じた。この営業とは、一定の場所に抱え置いた女性を料理茶屋に派遣して客を取らせる行為である。発覚すれば、当人のほか関係の地主、町役人も罰するとした。

　江戸では、新吉原や各地の岡場所などの公認・準公認の場所以外では売春は行えない建前になっていたが、こうした禁令が江戸時代を通じて、たびたび発せられている。それだけ、守られなかったわけである。

　とはいえ、大草の町触の特徴は、当面は「宥免《ゆうめん》」を与えて、後日、厳しく取り締まるというものであった。こうした緩い扱いが可能だったのは、大草から提出された「隠売女《かくしばいじょ》ニ紛《まぎらわ》敷稼《しきかせぎ》致し候もの并《ならびに》端々料理茶屋・水茶屋等之儀ニ付取調《とりしらべ》申上候《もうしあげ》書付《かきつけ》」という伺を、老中・水野忠邦が許したからにほかならなかった。

この文書には、大草をはじめとする町奉行所の現状認識と本音が記されている。そこでは、まず「こうした商売をする者は、米価高騰で飢餓に陥っている貧窮者や、売上減に直面している事業者である」と記している。そして、「カネのためなら何でもするのが下々の常」と続き、「親は年頃の娘に客を取らせて労せずにカネを儲け、女性たちもオシャレができるのを喜んで、恥じるどころか、周囲の娘たちも、それを羨む始末だ」と嘆いている。

しかし、「地獄」が町中を徘徊しているのは許せないので、一同を召し捕って罰すると宣言。この地獄とは、自宅や一定の〝隠れ家〟で営業する私娼のことである。

とはいえ、伺の文書では、取り締まりの先延ばしも提案していた。理由は「今摘発すれば多数が牢で年末年始を越すことになり、牢死者も多くなる」というものだった。町奉行自身が「牢死者が多数になる見込み」というのは今からみれば酷い話だが、「それでは将軍の〝御仁恵の御趣意〟に反するから御用始めになったら一斉に動きます」としている。そして、「今後は春秋に定期的に摘発を行うので、間断なく取り締まりができる」とメリットを強調した。

そして、江戸周辺の料理茶屋などで酌取女や茶汲女を抱えている業者は好ましくないので、本来は取り締まるべきだと原則論を述べるが、本音は消極的だった。その根拠の一つは明暦、元禄、享保、元文の頃から営業を続けているというものだった。

しかし、核心は別にあった。大草の名前による伺には「繁栄する江戸では新吉原だけでは足らず」「情欲を止められないのは人情の常」なので「相対《あいたい》での密通や隠売女が増える」と明快に記している。そして、今まで野放し状態にしていた理由については「将軍の〝御治世の御繁栄〟により、諸国の士農工商が江戸に集まって遊興に金銀を使うので江戸が潤うから」と現職の町奉行が公式に述べている。この経済優先の理屈に、強権的な風俗取り締まりで名を馳せた忠邦も納得したのであった。

一方、勝海舟は「元、剣術の師匠をしている時には、あの金棒引などがお弟子サ。みンな元は良い身分で道楽して落ちたものだが、その嬶《かかあ》には、密売をさせるのサ」と、貧窮した幕臣が妻に売春をさせている様子を語っている（巌本善治『新訂　海舟座談』）。

ところが、売春が盛んだった一方で、江戸時代は梅毒が蔓延した時代でもあった。

大航海時代の1492年、コロンブスが西インド諸島に到達し、翌年帰国した際にヨーロッパに持ち込んだとされる梅毒は、永正9年（1512）には日本に侵入した。20年あまりで地球を半周するほどの感染のスピードであった。逆に、ヨーロッパ人が持ち込んだ天然痘と麻疹のために南米の人口が激減して、インカ文明の滅亡や植民地の労働力を補うための奴隷貿易の遠因になったのはよく知られている。

フランスの啓蒙思想家として有名なヴォルテールの『カンディード』（1759）には、主人公・カンディードが梅毒に冒された哲学の旧師・パングロス博士から、梅毒の感染経路を聞かされる場面がある。パングロス博士はパケットという腰元からうつされたのだが、「パケットはこのお土産をある善知識からもらったので、この坊主が源までさかのぼって究めたところによると、彼はこの病気をさる伯爵の老夫人からもらい、その奥さんはある騎兵大尉から、騎兵大尉はある侯爵の奥方から、その奥方はお小姓から、お小姓はジェズュイットの坊主から、坊主はまだ修行中に、クリストファ・コロンブスの仲間の一人から直々にもらったのだそうな」となっている（ヴォルテール［吉村正一郎訳］『カンディード』）。

この感染経路はフィクションの世界だろうが、それが〝いかにもあった〟ように語られていること自体、これが市民革命前夜のフランスにおける〝リアルな梅毒像〟だった可能性もある。しかも、この感染経路が貴族と僧侶から成り立っているのも〝啓蒙的〟である。

日本の話に戻すと、大正2年（1913）に江戸城・鍛治橋修理に伴って室町時代中期の頭骨が出土したが、その中には重傷の梅毒痕が残る頭蓋骨も含まれていた。『日本人の骨』（鈴木尚）によれば「そのあるものは、この病気のために、脳頭骨の表面がでこぼこになり、場所によっては、ほとんど穴があくばかりに深いものから、全く穿孔したものまである。また中には鼻の輪郭が全く崩れたものもある」としている。

室町時代中期に限らず、それ以降の日本では梅毒が蔓延した。一例を挙げれば、文化7年（1810）に著された杉田玄白の『形影夜話』では、「毎年千人を診察する内の七百〜八百は梅毒で治療は困難」の旨を述べている。そのすべてが梅毒患者であったかどうかは不明だが、それだけ梅毒患者が多かったということだろう。それゆえ、江戸時代になると、梅毒に霊験や御利益があるとされる神社仏閣が大人気となるほど梅毒は〝身近〟になっていた。江戸では、谷中・笠森稲荷や新宿・正受院《しょうじゅいん》の奪衣婆《だつえば》などに〝善男善女〟が押し寄せた。最後は神頼みのほかはなかった。

第3章で述べたように、寛政4年（1792）6月、創設されたばかりの七分積金による定式の御救において、その第1号が梅毒患者であったことは、当時の梅毒の蔓延状況の一端を物語っているといえるだろう。

日本で公的に梅毒予防の取り組みが始まったのは、幕末以降であった。万延元年（1860）、ロシアの求めにより、長崎で娼妓への梅毒検査が初めて実施され、慶応3年（1867）には、横浜でも検査が行われた。日本の梅毒蔓延に肝を潰した英国からの要求によるものだった。日本に寄港する英国艦隊の将兵が、遊郭などで梅毒に感染することを恐れたからだろう。

梅毒検査は外圧によって始まったが、日本政府の取り組みは、明治9年（1876）に内務省が布告した駆黴《くばい》規則からだった。江戸時代における梅毒の蔓延は、〝経済優先も事と次第による〟ことの見本なのかもしれない。

5 総合的な御救……諸問屋再興はスケールの大きな「御救」

諸問屋の廃止と再興

天保12年（１８４１）に老中・水野忠邦が始めた「天保改革」は、享保と寛政の「改革」を手本に、年貢増徴や農村振興のほか、流通対策や質素・倹約の徹底などが、以前にも増して強引に進められた。この年の暮れになると、諸問屋などが流通を独占していることが物価騰貴につながるとして、商工業者でつくるすべての株仲間や諸組合を解散させた。参入自由化による物価引下げのためである。素人の自由な新規営業を認めるとともに、「問屋」の名称も禁止した。ところが、株を担保にした金融が不可能となり、大口の資金融通の途が閉ざされた。問屋がなくなった結果、もともと機能していた問屋を通じた零細業者への運転資金の供給も止まった。江戸・大坂をはじめとする全国の金融が、大口も小口も麻痺状態に陥ったのであった。

しかも、期待されていた資本力や信用が必要な業種への新規参入は難しいのが実情だった。その一方で、参入が容易な業種では、過当競争や取引秩序の破壊が生じやすく、流通はかえって混乱した。また、幕府が株仲間や諸問屋を経済政策や流通対策の実施機関として用いることもできなくなった。

忠邦が失脚してから2年後の弘化2年（1845）、元北町奉行で南町奉行（弘化2年3月〜嘉永5年3月）に復帰した遠山左衛門尉景元（遠山金四郎）が諸問屋の復活を建議したが、時期尚早とされた。北町奉行（天保11年3月〜14年2月）だった遠山は、ことごとくといってよいほど水野と衝突、外されて大目付に転任させられていたのである。

しかし翌弘化3年、関東一帯の洪水（江戸三大水害の1つ）に江戸の大火が重なって、諸物価の高騰や江戸の困窮層の生活難が確実視されるようになり、幕府は打壊しへの危機感を高めていた。

このとき元南町奉行で寄合詰の筒井紀伊守政憲が老中・阿部伊勢守正弘に景元と同様の上申をしたのがきっかけで、嘉永4年（1851）問屋株仲間が復活された。これが諸問屋再興である。天保飢饉の時に南町奉行だった筒井は、これまで述べてきたように、江戸の窮民対策を指揮し、御救小屋の収容者への元手銭の交付、浜御殿の堀の浚渫事業を主導している。其日稼の人々への対応の専門家とでもいうべき人物だった。

直接給付よりも経済活性化……諸問屋再興と筒井政憲の認識

筒井が提出した「災後御救筋之儀ニ付申上候書付」のポイントを簡単に述べると、最初に「1月と3月の大火に加え、6月末からの大水害により各地の堤防が切れるなど、近在も江戸も被害が大きく、今後、米価をはじめ物価高騰が見込まれる」と、当時の危機的な状況への認識を述べるところから始まっている。

そして、「幕府も対策を講じるだろうが、町会所より世帯別・人別に御救の米銭などを給付しても、それはその時限りのことで、いったんの飢餓を凌いでも、人々が商売を始めることには至らない」と、直接給付の弱点を指摘している。つまり、〝バラマキ〟は一時凌ぎで、其日稼の人々の体質改善や自立にはつながらないということである。これは〝公助〟の限界を認めたものでもあった。

その上で、「御救筋」になる制度として、諸問屋の復活の効果を説き始める。まず米については、「廃止した問屋・仲買等を以前のように復せば、下り米その他の注文取引が都合よくできる」「かつ、江戸市内の値段が高騰しないように、町奉行所から問屋・仲買の者たちに命令・指示ができる」としている。米流通が円滑化すれば米価の引き下げにつながるとともに、以前のように幕府が問屋を通じた米価調節の途を取り戻そうという意味である。

諸物価についても、「諸問屋の株式等を復活させれば、高値に販売した際には、町奉行所による取り調べ、申し渡しも行き届く」としている。これは、先ほど述べた薬種問屋に対する高値防止策のような対応も可能となる、ということであった。

零細な商人については、「問屋から品物を借りて、販売した代金で相殺できるようにすれば、日々の販売利益を暮らしに充てられる」とした上で、「問屋には毎日、晦日、五節句、盆暮れなどに銭を払い入れるようにすれば、貧窮して元手銭がない者でも商売ができる」と具体的に述べている。そして、これらの方法は、「一ト通り米銭其時限り之御救と者《は》訳違、難有事ニ可奉存」（米銭のその時限りの御救とはわけが違い、有難いことと存じ奉る）と、効果が高い（有難い）ことを示している。

これは、町会所などの公的機関から元手銭を与えるのではなく、問屋という経済システムを活用して、其日稼の人々の自助・自立を図れというものである。諸問屋というサプライチェーンを通じた零細業者への金融という、経済システムと連動した〝共助〟の仕組みを使って、其日稼の人々の〝自助〟を図るというものであった。

一方で、大店の経営者などの富裕町人にも目を配っている。「相応の身上の者が資金を調達する時には、株式又は家屋敷（不動産）を抵当に入れていた」と、株式が廃止される前の融資慣行を述べた上で、「株式の廃止後は、屋敷を所有しない者は、（担保に入れるものがなくなり）融資を受ける手段が途絶えたので、相応の身上の者も資金繰りに支障が生じ、だんだん衰微している」と金融途絶の状況を訴えている。

そこには、問屋や大商店の経営者として経済を動かしている富裕町人たちの永続を図ることが不可欠だという認識もあった。むしろ、其日稼の人々の〝自助〟を図るにも、問屋の存在が重要だということである。こうした発想は、七分積金による富裕町人向けの事業資金の貸付にも通じていたといえるだろう。

以上のような論点を挙げつつ、「株式を復活させれば、皆の金融が円滑になり、町人たちは有難がる」（株式相立候得者、一同金子之融通も附、町人共難有狩可申哉と奉存候）と述べた上で、以上の方策を講じれば、「幕府の出費とならず、しかも、莫大な御救になる」（公儀御出方ニ不相成、莫大之御救ニ相成）と結論を述べている。

遠山の意見書にも「問屋株仲間を復活させれば民間活力が増大し、零細業者の営業も改善されるので民心も治まる」旨の記述がある。両者の認識では、株式や問屋の復活により、資金を持たない零細事業者や低所得層が商売を行う条件を整えることや、流通・金融を再生して経済全体を上向かせる発想が共通している。そこには、其日稼の人々への直接給付という〝公助〟は必要だが限界もあることを前提として、金融や商品供給などの経済システムの活力を高めて諸問屋などによる〝共助〟を促進し、其日稼の人々の自立や〝自助〟につなげようとする筒井や遠山に代表される幕府の意図が表れているだろう。社会全体の成長や金融円滑化が「スケールの大きな御救」と認識されていたのであった。

ところで、嘉永6年（1853）6月、開国を求める米国大統領・フィルモアの国書を携えて、米国東インド艦隊を率いるペリーが来航した。このときは、日本側の回答がなされなかったので、翌年1月に再来航となった。米側の全権委員ペリーとの開国交渉が始まったのであった。日本側の交渉委員に任命されたのが大学頭《だいがくのかみ》・林復斎《ふくさい》で、3月3日に日米和親条約が結ばれている。

日本側の交渉記録である『墨夷応接録』（森田健司『現代語訳　墨夷応接録』）によれば、交渉の最初からペリーは強腰で、（開国せず）漂流民の保護を日本が行わないのなら、戦争も辞さないと脅しをかけた。

これに対して復斎は、必要なら戦争も致し方ないが、漂流民の保護を日本が行わないというペリーの認識は間違った情報に基づいていることを挙げるとともに、「人命を第一に重んじることでは、日本は万国に勝っており、それゆえ３００年近くも太平が続いているのだ！」などと切り返した（先第一人命を重し候儀は、日本は万国ニも勝れ候事ニ候、夫故当今三百年近き太平打続き候事ニて、中々人命を軽し候様之不仁にて、如此ハ参り不申候、此太平打続き邦内一和致し候より、国政の善きを見るべきなり）。それもあって、交渉は米側の記録である『ペリー艦隊日本遠征記』とは逆に、日本側のペースで進んだ。

この〝人命第一主義〟を開国交渉の緊迫した場面で、絶妙のタイミングで繰り出した復斎の知識と見識には目を見張るものがあるが、大小さまざまな御救を重ねてきた幕府の実績と自負が、それを言わしめたのかも知れない。

エピローグ　いま、なぜ「江戸時代のパンデミック」なのか？

日本人がパンデミックを経験するのは現在が初めてではない。史料的な裏付けの取れるケースの多い江戸時代に限っても、これまで述べてきたように、多くのパンデミックを経験してきた。しかも、パンデミックと大災害が相次ぐ場合も多かった。

新型コロナウイルスのパンデミックに見舞われている日本の社会も、地震や噴火、風水害等の大災害に遭遇するリスクに直面している。それゆえ、この危機の時代にあって、新型コロナ後の社会や経済を考える上では、江戸時代のパンデミック対策を振り返ることは、現代においてこそ意味があるのではないだろうか。

進化したパンデミック対策

この本では、パンデミックを含む感染症に立ち向かった江戸幕府の姿を描いてきた。

初期の頃は、武家政権らしく、将軍のお世継を天然痘や麻疹《はしか》から守ることから始まった。ところが、江戸時代の半ばを過ぎる頃から、インフルエンザのパンデミックが日本を襲うようになる。度重なる流行を経験するなかで、幕府組織の機能を維持させるノウハウなどが蓄積されていった。

幕府は、流行によって生活難に陥る其日稼《そのひかせぎ》などの困窮者の救済にも積極的に乗り出している。19世紀に入ると、御救《おすくい》銭や御救米という、現在の〝特別定額給付金〟に相当するような直接給付が大規模に行われるようになった。

それは、打壊しの予防の一環だったとはいえ、将軍統治の正当性を具現化させる側面も持っていた。そのこともあって、こうした直接給付は、感染症の大流行だけではなく、大規模な飢饉、地震や大火などの災害に際しても積極的に行われている。

しかし、直接給付の限界も認識されるようになっていた。困窮者たちの当座の生活を維持するには有効だが、彼らの生活を自立させ、持続させるには至らないことが判ってきたからであった。

そこで、問屋の機能などを活用して困窮者の自立を誘導するほか、金融円滑化などによる経済全体の底上げも志向された。それは、その時限りで終わる其日稼の人々への御救という江戸時代版の〝特別定額給付金〟を超えて、世の中全体の「莫大之御救」に結び付くと考えられるようになったからであった。

つまり、「将軍の世」の永続、これを現代に置き換えれば〝社会の持続可能性〟のためには、直接給付という〝公助〟だけでは十分でなく、マーケットを使った〝共助〟や困窮者たちの〝自助〟も長期的には不可欠であるという認識があった。このように、将軍のお世継のみを感染防止の対象としていた武家政権が、時代と経験を重ねていく過程で変質し、社会福祉や経済対策を展開するようになっていたのである。

御救も含め、それらの政策の実施にあたっては、老中をはじめとする町奉行や勘定奉行、その付属機関であった南北町奉行所と勘定所が司令塔になっていた。その一方で、給付対象者の把握や米・銭の支給といった実務を回していたのは江戸町会所であり、名主や家主であった。物価対策や薬の流通に関して、諸問屋や株仲間を動かしていたのは町年寄や名主であった。江戸町人の自治的組織であり都市行政機構を構成していた町役人たちが、実務を切り盛りし、支えていたのであった。

第5章の最後でも述べたように、ペリーとの交渉の席上、日本側の交渉責任者であった林復斎は「人命を第一に重んじることでは日本は万国に勝っており、それゆえ300年近く太平が続いていているのだ！」と啖呵を切った。この勢いで、交渉は日本側のペースで進んだ。

こうした幕府当局者の自信とプライドは、将軍統治の正当性に行き着くとともに、実務能力と自治にたけた町人たちの実績によって裏付けられていたのであった。

禍《わざわい》は重なり合ってやって来る

享和2年（1802）3月に江戸でインフルエンザが爆発的に流行し、それが初の臨時御救のきっかけになったが、それが一段落した7月になると、江戸の下町は水害に襲われた。救助船が出され、米や粥の炊き出しも行われた。それに追い打ちをかけたのが、翌年4月から7月の麻疹の大流行である。この時も御救が実施された。

しかし、この時よりもダメージの大きかったのは、宝永5年（1708）の流行であった。64歳の5代将軍・徳川綱吉が麻疹で死亡したことが象徴するように、身分に関係なく多くの死者が出た。新井白石の『折たく柴の記』には、成人にも子供にも死者が多かったと記されている。

しかも、この数年前から天変地異が続いていた。元禄16年（1703）11月のM8クラスの元禄地震（相模トラフが震源）では、城門も塀も倒壊した平川門をはじめ、江戸城の櫓や城壁、石垣に大きな被害が出た。本所、神田などの沖積地では家屋の倒壊が激しく、液状化も発生した。震源に近い小田原城の天守は地震に伴う火災で焼失、伊豆半島や房総半島は大津波に襲われた。さらに、流行直前の宝永4年10月には海溝型の宝永地震、11月には、それが引き金となる形で富士山が噴火した。感染症の大流行と大地震、火山災害が相次いで起こったのであった。

幕末にも大地震とパンデミックが重なった。安政2年（1855）10月、安政江戸地震が発生した。江戸湾北部を震源とするM6・9の都市直下型地震で、町方の被害だけでも、死者4293人、負傷者2759人、家屋の倒壊・焼失は1万4346戸に上った。

この復興途上の安政5年7月から10月にかけて、今度は、江戸をコレラのパンデミックが襲った。インドからヨーロッパや東南アジア、上海などに伝染し、5月に上海から長崎に入った米国軍艦に乗船していた患者が感染源となり、長崎、大坂、京都、東海道などを経て、瞬く間に江戸に達したのであった。
禍《わざわい》は次々に、しかも重なり合ってやって来たのである。

パンデミック対策と災害対応は同時併行

現在、世界中が〝新型コロナ禍〟に覆われているが、それに加えて日本では、南海トラフを震源域とする海溝型の巨大地震や、首都直下型の大地震が切迫しているといわれている。しかも、新型コロナウイルスの感染拡大に伴う緊急事態宣言が令和2年（2020）4月7日に発せられる直前の3月31日、政府の中央防災会議作業部会は、富士山が宝永噴火クラスの噴火をした場合の被害想定を公表した。新型コロナ関連のニュースに埋没しがちであったが、降灰の影響で、首都機能がマヒ状態に陥るというものである。

この状況は、幕末の江戸と酷似している。否応なしに、新型コロナと天災の両方に備えなければならない時代となったといえるだろう。

令和2年の台風9号と10号は東シナ海から沖縄・九州地方をかすめ、朝鮮半島方面に抜けたが、2つの台風に備えた各地の避難所では、〝三密〟対策に大きなエネルギーが注がれていた。地方公共団体が開設した避難所を避けて、ホテルなどに宿泊する人々も多かった。すでに、新型コロナウイルスと自然災害は重なり合っており、両者を念頭に置いた対応も始まっている。その意味で、今年の台風対策は〝ウィズコロナ時代〟の災害対策への第一歩になるかもしれない。

財政危機でもパンデミック対策に実を上げる方法

幕末と現代が似ているのは、それだけではない。現在、国の財政は国債に依存する状態になっているが、当時の幕府も厳しい財政運営を迫られていた。困窮者の救済に限ってみても、資金の手当てには苦労を重ねている。

一例を挙げると、第5章でも触れたが、享保18年（1733）に御救普請として行われた江戸城の濠の浚渫工事は、大名の御手伝普請で施工され、工事費用は大名の負担となっていた。しかし、天保8年（1837）に御救普請として行われた浜御殿の堀の浚渫では、堀の水を抜いたり桟橋を設置したりといった仮設工事費は幕府の負担、浚渫土を其日稼の人々に運ばせる賃銭は、銭高誘導によって両替屋が労せずに入手した為替差益を充てている。諸大名の負担ではなくなっていたのである。

そこには構造的な財政問題が横たわっていた。

徳川家康のつくった大名支配の有力なツールの一つが天下普請であった。天下普請により土木・建設工事を命じられた大名は、工事を自らの負担で完成させ、ストックとしての成果物を将軍に〝納入〟した。これは大名に課せられる一種の直接税でもあり、〝大名税〟とも呼べるものであった。

しかし、天保飢饉の最中であり、もともと大名財政が慢性赤字の体質に染まっていた当時にあっては、諸大名に浚渫工事を負担させることは厳しかったとみられる。それを象徴的に物語るのが、浚渫工事の翌年に焼失した江戸城西丸の再建方法であった。このとき、諸大名には助役《すけやく》（天下普請）として献金が割り当てられたほか、初めて旗本以下にも資金の拠出が強要されている。幕府にとって、浚渫工事よりもはるかに優先度の高い西丸の再建でさえ、従来のように諸大名だけに負担させることは困難になっていたのである。

さらに幕末に近づくと、幕府の全国支配のスキームからすれば〝想定外〟の対外関係が新たに発生した。砲台築造、沿岸防備などに莫大なコストが必要になるとともに、相次ぐ火災による江戸城再建費も急増した。幕府の権威の低下という事情もあったが、それらのコストを、天下普請のスキームによって財政難のさらに進んだ大名から調達することは、構造的に困難になっていた。

御救の財源になっていた七分積金にも、幕府財政の状況が影を落としていた。安政2年（1855）当時の七分積金の残高は、金20万3000両余のほか貸付金17万6600両と貯穀した籾46万7178石であったが、七分積金への幕府の出資は、寛政4年の幕府下賜金1万両と寛政11年の別段貸付金1万両の計2万両であった。七分積金のスキームは、江戸の地主の負担がメインで、幕府の出資はごく一部、名目的なものであり、地主層から其日稼の人々への所得ないし財の再分配の機能を持っていた。

しかも、七分積金の原資には地借《じがり》や店借《たながり》から徴収する地代・店賃《たなちん》が含まれていた。店借の層は其日稼の人々と重なる。つまり、其日稼の人々から広く薄く徴収した店賃が、間接的に七分積金のファンドになり、最終的には、御救銭や御救米となって其日稼の人々に還流する仕組みになっていた。その面に限れば、これは、〝江戸時代版の消費税〟といってもよいだろう。

この七分積金の効果により、江戸ではパンデミックをはじめ、飢饉や大災害を乗り切ることができたことは記憶にとどめておく必要があるが、積金の納入には、地主である町人たちは大変苦労し、制度の創設当初は反発も大きかった。しかし、困窮者に対する御救や地主層への低利融資の実績が重ねられるにしたがって、むしろ積極的に納入に努める姿勢に変わっていった。現代なら、人々が喜んで消費税を納入するイメージといえるだろう。

江戸や大坂の地子は免除になっており、町人（地主）には〝納税義務〟はなかったが、第3章でも触れたように、都市の維持管理等に充てられる町入用は町人が負担していた。つまり、七分積金による所得や財の再分配に加えて、町入用を納める義務のなかった地借・店借の人々から集めた資金が、間接的に七分積金の一部となっていたのであった。それが、御救などの福祉的でカネのかかる政策を、財政難の幕府が展開できたヒミツであった。

危機対応のDNAは引き継がれているのか？

新型コロナウイルスへの対応には、多くの課題も山積しているが、国や地方公共団体、医療機関などによる総がかりの取り組みが進んでいる。この体制はドロナワ式の側面もあろうが、試行錯誤を重ねながら整いつつある。

感染防止やPCR検査などの保健医療分野をはじめ、特別定額給付金や持続化給付金の給付事務では、国が定める方針のもとで、地方公共団体や関係機関が総力を挙げて、昼夜の別なく対応にあたっている。非常時への対応の経験と実績が、着実に蓄積されつつある。

こうした仕組みが機能するようになった点は、〝コロナ禍のレガシー〟かもしれない。江戸時代のパンデミック対策が災害への対応と重なっていたように、未知の感染症や大地震などの大災害の際にも、今回機能し始めたシステムは確実に役に立つだろう。

ミクロな例でいえば、東京都の場合、本務は都市整備であったり、水道サービスにあたる職員などが、全く畑違いで経験のない新型コロナウイルスに感染した軽症者の宿泊療養施設の運営等に、苦労しながら全力で取り組んでいる。

この姿は、名主や家主といった江戸の町役人たちが、御救銭や御救米の給付に精励し、汗を流し続けた過去を想い起こさせる。現在と当時では、国や地方の組織は全く異なることはいうまでもないが、機能の面からいえば、江戸の名主は東京23特別区の区長、家主は東京都や特別区の職員と重なるといえるだろう。林復斎の〝人命第一主義〟も、国や地方公共団体の司令塔にあたる層に、着実に引き継がれている。

その意味で、新型コロナウイルスの出現は、パンデミックを含む大災害に際して江戸の政治・行政に従事していた人々に培われてきた〝危機管理にあたってのＤＮＡ〟が、現代にもつながっていることを確認させた観がある。

パンデミックにレガシーはあるのか？

パンデミックや飢饉に対する幕府の危機対応は効果を上げていた。直接的な給付とともに、金融円滑化や景気刺激などの社会の活力を増進させる政策が車の両輪として機能するようになった。それらは、幕府がパンデミックをはじめ大火、大地震、水害、飢饉などの危機に鍛えられながら積み重ねたものであった。

先ほど、〝コロナ禍のレガシー〟に言及したが、幕末のコレラ・パンデミックは、日本人の意識を変えた。近代化へのインセンティブ、とりわけ、浄水処理をした飲料水を圧力管で配水する〝近代水道〟への渇望が、明治になると政治や行政に携わる者だけでなく、一般の人々にも大きく拡がった。それまでの江戸の上水は、導水した河川水をそのまま飲用に供給するものだったので、コレラには脆弱だったからである。近代水道は、人々にとって文明開化を実感させるものであった。〝コレラは近代水道の母〟といわれるが、それは日本の場合、ペスト禍とルネッサンスの関係にも匹敵するかもしれない。

現在、当面の感染予防や経済再生に努めなくてはならないのは当然だが、新型コロナ・パンデミックのレガシーについても、多くの人々が考えをめぐらせることによって、次の時代を展望する取り組みも無意味ではないだろう。

大震災や気候変動などのリスクに直面する今日、持続可能な社会に必要となる危機管理を織り込んだ経済や社会のシステムを考える上で、この本が、ささやかでも読者の方々のお役に立つことができれば、筆者としてそれほど嬉しいことはない。

最後になるが、この本の出版にあたっては、日経ＢＰ（日本経済新聞出版本部　第１編集部）の野崎剛氏に企画の段階から多くの貴重なアドバイスをいただくなど、大変お世話になった。この場をお借りして、心より感謝申し上げたい。

参考文献

第1章

新井白石『折たく柴の記』(松村明校注)、岩波文庫、1999年
斎藤月岑『定本　武江年表　上』(今井金吾校訂)、ちくま学芸文庫、2003年
斎藤月岑『定本　武江年表　中』(今井金吾校訂)、ちくま学芸文庫、2003年
斎藤月岑『定本　武江年表　下』(今井金吾校訂)、ちくま学芸文庫、2004年
鈴木則子『江戸の流行り病　麻疹騒動はなぜ起こったのか』、吉川弘文館、2012年
根路銘国昭『インフルエンザ大流行の謎』NHKブックス、2001年

史料

香月啓益『牛山先生活套』、漢方珍書頒布会、1935年
「流行性感冒ノ異名及流行」『中外医事新報』、1890年6月25日、通巻第246号
東京市役所『東京市史稿　変災篇第三』、1916年
『麻瘡養生集』、佐野屋富五郎、1862年

第2章

斎藤月岑『定本　武江年表　上』（今井金吾校訂）、ちくま学芸文庫、2003年
斎藤月岑『定本　武江年表　中』（今井金吾校訂）、ちくま学芸文庫、2003年
斎藤月岑『定本　武江年表　下』（今井金吾校訂）、ちくま学芸文庫、2004年
鈴木浩三「風邪が流行した江戸では…」『日本橋』2020年4月号
鈴木則子『江戸の流行り病　麻疹騒動はなぜ起こったのか』、吉川弘文館、2012年
根路銘国昭『インフルエンザ大流行の謎』NHKブックス、2001年

史料

池田正直『疱瘡戒草』、1856年
「流行性感冒ノ異名及流行」『中外医事新報』、1890年6月25日、通巻第246号
高柳眞三・石井良助編『御触書寛保集成』、岩波書店、1958年
高柳眞三・石井良助編『御触書天保集成　下』、岩波書店、1958年
東京市役所『東京市史稿　変災篇第三』、1916年
東京都公文書館『東京市史稿　産業篇第十六』、1972年
東京都公文書館『東京市史稿　産業篇第十八』、1974年
『徳川實紀　第四編』経済雑誌社、1904年
『徳川實紀　第五編』経済雑誌社、1904年

『徳川實紀　第七編』経済雑誌社、1904年

第3章

小林信也「世話掛名主の設置と名主の人物評定」（東京都公文書館『東京市史稿産業篇　第五十二』（解説の手引き）、2011年
鈴木浩三「疫病流行　江戸の緊急給付　迅速」読売新聞（文化面）、2020年7月29日
鈴木浩三『江戸・東京の「地形と経済」のしくみ』、日本実業出版社、2019年
鈴木浩三『江戸の都市力』、ちくま新書、2016年
鈴木浩三「令和の町会所」「名主の勤務評定」『日本橋』、2020年6・8月号
東京都公文書館『都史紀要七　七分積金』、1960年
藤田覚『遠山金四郎の時代』講談社学術文庫、2015年
松本四郎「近世後期の都市と民衆」『岩波講座日本歴史12　近世4』、1976年
三田村鳶魚校訂「文政年間漫録」『未刊随筆百種』第2、米山堂、1927年
吉田伸之『近世巨大都市の社会構造』、東京大学出版会、1991年

史料

東京市役所『東京市史稿　救済篇第二』、1922年
東京市役所『東京市史稿　救済篇第三』、1922年

東京都公文書館『東京市史稿　産業篇第三十四』、１９９０年
東京都公文書館『東京市史稿　産業篇第三十七』、１９９３年
東京都公文書館『東京市史稿　産業篇第三十八』、１９９４年
東京都公文書館『東京市史稿　産業篇第三十九』、１９９５年
東京都公文書館『東京市史稿　産業篇第四十五』２００２年

第４章

「江戸屋敷と太郎稲荷」（立花家史料館）、
http://www.muneshige.com/place/edo.html（２０２０年11月8日閲覧）
「コレラ」（小木新造ほか編『江戸東京学事典　新装版』）、２００３年
斎藤月岑『定本　武江年表　中』（今井金吾校訂）、ちくま学芸文庫、２００３年
斎藤月岑『定本　武江年表　下』（今井金吾校訂）、ちくま学芸文庫、２００４年
酒井シズ『病が語る日本史』、講談社学術文庫、２００８年
鈴木浩三『江戸の風評被害』、筑摩書房、２０１３年
鈴木浩三『震災復興の経済学』、古今書院、１９９７年
東京都公文書館『都史紀要七　七分積金』、１９６０年
藤田覚『遠山金四郎の時代』、講談社学術文庫、２０１５年

吉田正高「解き放たれた大名屋敷内鎮守と地域住民」『江戸の祈り　信仰と願望』（江戸江関研究会編）、吉川弘文館、2004年

史料

『享和三亥年　町会所一件書留上』（旧幕引継書・国立国会図書館蔵）
高柳眞三・石井良助編『御触書天保集成　下』、岩波書店、1958年
東京市『東京市史稿　救済篇第二』、1920年
東京市『東京市史稿　救済篇第三』、1922年
東京市『東京市史稿　変災篇第四』、1917年
東京都公文書館『東京市史稿　産業篇第四十四』、2001年
東京都公文書館『東京市史稿　産業篇第四十五』、2002年
東京都公文書館『東京市史稿　産業篇第五十』、2007年
東京都公文書館『東京市史稿　産業篇第五十二』、2011年
東京都公文書館『東京市史稿　産業篇第五十八』、2017年
東京都公文書館『東京市史稿　産業篇第五十九』、2018年
東京都公文書館『東京市史稿　産業篇第六十』、2019年
東京都公文書館『東京市史稿　市街篇第四十三』、1956年
富士川游他編『杏林叢書　上巻』、思文閣、1971年

第5章

巌本善治編『新訂　海舟座談』（勝部真長校注）、岩波文庫、1983年
ヴォルテール（吉村正一郎訳）『カンディード』、岩波文庫、1978年（第24刷）
鈴木浩三『江戸商人の経営戦略』、日本経済新聞出版社、2013年
鈴木浩三『江戸の都市力』、筑摩書店、2016年
鈴木浩三「経済優先」『日本橋』、2020年9月号
鈴木浩三『資本主義は江戸で生まれた』、日本経済新聞社、2002年
鈴木尚『日本人の骨』、岩波新書、1972年
藤田覚『遠山金四郎の時代』講談社学術文庫、2015年
森田健司『現代語訳　墨夷応接録　江戸幕府とペリー艦隊の開国交渉』、作品社、2018年

史料

石井良助・服藤弘司編『幕末御触書集成　第五巻』、岩波書店、1994年
石野広通『上水記（復刻版）』、東京都水道局、1965年
佐久間長敬「安政大地震実験談」（東京都立中央図書館蔵）
高柳眞三・石井良助編『御触書寛保集成』、岩波書店、1958年
高柳眞三・石井良助編『御触書宝暦集成』、岩波書店、1958年